Biblische Aromatherapie

Die Kraft der uralten Bibelöle in moderner Heilung

Maria L. Schasteen

Informationen in diesem Sofort Ratgeber sind sorgfältig erwogen und geprüft. Sie bieten jedoch keinen Ersatz für gesundheitliche Beratung oder ärztliche Behandlung, sondern wollen vielmehr das Allgemeinwissen über ätherische Öle erweitern und dienen ausschließlich zur Information.

Die Autorin und der Verlag können keine Haftung für Folgen aus dem richtigen oder unrichtigen Gebrauch der hier dargestellten Informationen übernehmen.

Originalausgabe – Januar 2024

Titel: Biblische Aromatherapie - Die Kraft der uralten Bibelöle in moderner Heilung

Name der Autorin: Maria L. Schasteen

ISBN: 9798873420506

WIDMUNG

Wenn das Herz erwacht,

mögen die Düfte der heiligen Bibelöle

dich himmelwärts tragen …

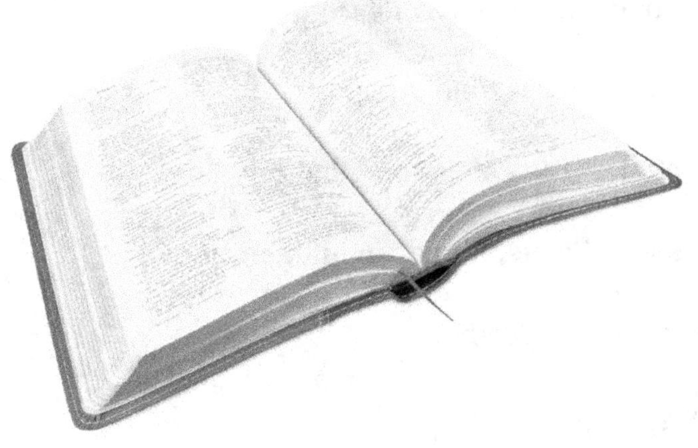

INHALT

Ätherische Öle in der Bibel   5

Aloen, Sandelholz – Das kostbare Öl der Antike   26

Kassia – Das uralte Zimtgewürz   41

Myrrhe – Das Mutteröl   59

Myrte – Das Sinnbild für Liebe   71

Onycha – „Der Weihrauch von Java"   91

Rose von Sharon – Die Zistrose   102

Weihrauch – Der weihevolle Duft   113

Ysop – Das Öl der Reinigung   129

Zedernholz – Die Zeder von Libanon   144

Zypresse – Tief verwurzelt in luftigen Höhen   161

Der Schatz der Weisheit   177

Anhang   178

Ätherische Öle in der Bibel

Die transformative Kraft heiliger Öle: Eine Reise durch biblische Texte

Eine weihevolle Stimmung erfüllt den Raum. Eine Kerze flackert leise, und ich ziehe die wärmende Decke enger um mich, denn eine kalte Nacht breitet sich wie ein schützender Mantel über die Welt. Luftige Weihrauchwölkchen durchziehen den Raum und steigen langsam himmelwärts. Sie scheinen meine Gedanken mit auf eine Reise zu nehmen, die mich bis in die Antike zurückführt. Plötzlich finde ich mich in einer anderen Zeit wieder …

Magie der heilenden Düfte: Wie ätherische Öle das Herz berühren

Vor meinem inneren Auge erscheint das Bild des greisen Vaters Jakob (Genesis 37:3), der um seinen geliebten Sohn Josef trauerte. Es war herzzerreißend, seinen Schmerz mitzuerleben. Josef, sein Jüngster, sein ganzer Stolz und die Freude seines Alters, war von einer Reise mit seinen Brüdern nicht zurückgekehrt und ihn quälten die schlimmsten Befürchtungen. „Ist er wirklich von wilden Tieren angefallen worden, wie die Zurückgekehrten berichteten?", fragte er sich, während er in den Gesichtern seiner Söhne forschte. Er weinte bei dem Gedanken, wohl niemals zu erfahren, wie sein Kind ums Leben kam, und ihn auch nicht angemessen bestatten zu können.

Seine trüben, alten Augen wanderten im Geiste zu der Höhle, der traditionellen Grabstätte seiner Vorväter (Genesis 49:29-32). Betrübt dachte er:

"Legt mich zu meinen Vätern ins Grab in der Höhle auf dem Acker von Heth. Dort ruhen Abraham und seine Frau Sara, Isaak und seine Frau Rebekka, und dort habe ich auch Lea begraben. Die Höhle liegt auf dem Feld, das Abraham von den Hetitern gekauft hat."

Doch die Zeit für Vater Jakob, der auch Israel genannt wurde, war noch nicht gekommen.

Wie sich negative Gefühle ins Positive wandeln

Eine weitere biblische Szene taucht vor meinem geistigen Auge auf: Ich sehe Josef, der im Reich des Pharaos eine hohe Position erreicht hat. Sein farbenfroher Mantel war mit Myrrhe und Kassiazimt getränkt. Eine hoheitliche Würde und Macht gingen von ihm aus, als er nach vielen Jahren seinen alten Vater wieder in die Arme schließen konnte. Es war die Macht der Liebe, die von ihm ausging. Der aromatische Duft der Öle symbolisierte Liebe und Akzeptanz.

Und seine Brüder, die ihn einst als Sklaven verkauft hatten, staunten nicht schlecht. Trotz ihrer Schandtat begegnete ihnen ihr Bruder nicht mit Hass und Groll, sondern mit Liebe. Beschämt kehrten sie in ihre Heimat zurück, reich beladen mit Getreidesäcken. Zu ihrem Erstaunen fanden sie das Geld, das sie bezahlt hatten, in den Säcken wieder.

"Josef ordnete an, dass ihre Säcke mit Getreide gefüllt, das Geld in die Säcke zurückgelegt und ihnen Proviant für die Reise mitgegeben wurde." (Genesis 42:25)

„Wie würde ich wohl selbst in solch einer Situation reagieren?", frage ich mich kopfschüttelnd. „Zuerst verkaufen mich meine Brüder als Sklaven nach Ägypten. Dann erzählen sie unserem gebrochenen Vater, dass ich tot sei. Und schließlich kommen sie in ihrer Hungersnot zu mir, um Nahrung zu erbetteln." Ich spüre, wie sich mein Herz verschließt und eine Zornesfalte sich auf meiner Stirne bilden will.

Schnell greife ich nach meinem Myrrheöl und atme tief ein. Dankbar nehme ich den balsamischen Duft in mich auf. Ich merke, wie sich meine verhärteten Gefühle lösen und die Liebe wie ein heller Sonnenstrahl hinter schwarzen Gewitterwolken hervorbricht. Unweigerlich muss ich lächeln.

„So wirken also ätherische Öle!", denke ich tief gerührt. „Beim nächsten Mal, wenn mir etwas über die Leber läuft, werde ich an diese Lektion aus der Bibel denken und mir eine Umgebung voller Liebe mit diesen gleichen Ölen schaffen, die auch Josef milde gestimmt haben."

Und dasselbe kannst auch du tun. Rieche an einem deiner Bibelöle, denn sie alle tragen die göttliche Sendung, uns in herausfordernden Situationen zu unterstützen, sowohl im Spirituellen als auch bei körperlichen Beschwerden. Doch dazu später noch mehr.

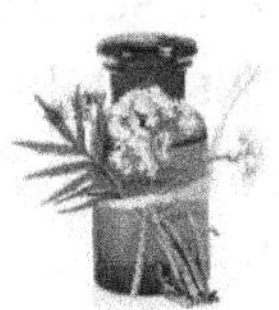

Heilöle für schuldbeladene Gedanken

„Wie war das damals mit König Davids Verfehlungen mit Bathseba?" (2 Samuel 11:1-27; 12:1-18)," erinnere ich mich. „Wie schuldgeplagt er sich danach fühlte."

In der biblischen Erzählung übernahm Nathan die Rolle des Propheten, von Gott gesandt, um König David mit seinen Sünden zu konfrontieren – besonders wegen seiner Beziehung zu Bathseba und dem Mord an ihrem Ehemann Urija.

So kam Nathan zu König David und erzählte ihm die Geschichte eines reichen Mannes, der sich alles leisten konnte, und eines armen Mannes, der um eines anderen Willen sterben musste. Und so sprach der Prophet, um Davids Handlungen zu verurteilen, ohne ihn direkt anzuklagen.

Die Stimme Gottes, die durch Nathan sprach, berührte Davids Herz zutiefst, und er zeigte Reue. Tagelang rang er mit sich selbst, fand keine Ruhe, als er an die Last seiner Schuld dachte, die er auf sich geladen hatte. Erst als Nathan ihn mit Weihrauchöl segnete, fand David Vergebung für sich selbst.

Musst du dir manchmal auch für den ein oder anderen Fehler vergeben? Denk an Weihrauchöl! Dieser heilige Balsam, der einst nur Königen und Reichen zugänglich war, ist heute für jeden verfügbar. Wie tröstlich ist es zu wissen, dass bestimmte Aromen, die eine göttliche Weisheit für uns in die Natur gelegt hat, helfen können, schuldbeladene Gedanken loszulassen. Es ist ein liebevoller, mild duftender Helfer, um sich von Schuld zu befreien, alte Lasten abzuwerfen und mit neuem Mut und frischer Kraft ins Leben hinauszugehen.

Salomons Heiliges Salböl

„Bei Salomons Salbung zum König (1 Könige 1:39) wurde das heilige Salböl der Bibel bereitet," erinnere ich mich und überlege, ob ich nicht eine ähnliche Mischung ganz leicht selbst herstellen könnte. Es war eine Zusammensetzung aus Olivenöl, Myrrhe, Zimt, Kalmus und Kassia. Diese heilige Salbung war das Zeichen für Salomons göttliche Ernennung zum König.

Meine Kreativität wird lebendig bei dem Gedanken, ein eigenes heiliges Salböl herzustellen – für besondere Anlässe. Doch dann fällt mir rechtzeitig dieser Vers aus der Bibel ein:

„Du sollst es auch sonst in der gleichen Mischung nicht herstellen, denn es ist heilig; darum soll es auch euch als heilig gelten."

Im Kapitel über den Kassiazimt erfährst du, wie ein genialer Aromaexperte eine Lösung für dieses Gebot gefunden hat – um keine identische Mischung herzustellen. Heute können wir ähnliche Mischungen für unsere eigenen spirituellen Rituale oder Zeremonien verwenden. Schließlich sind wir alle königlich. Vielleicht möchte das heilige Salböl mit seinem himmlischen Duft nur daran erinnern, dass wir weder unser Körper noch unsere Gefühle oder unser Verstand sind. Wir sind Seele, ein Funke Gottes, von Natur aus göttlich und mit der höchsten Königswürde ausgezeichnet.

Mit liebevollem und dankbarem Herzens greife ich zu einem der Bibelöl-Fläschchen, die im Kerzenschimmer aufmunternd glänzen, und schnuppere daran. „Kann es wirklich sein," frage ich mich heimlich, „dass die königlichen Düfte der Natur uns vielleicht nur daran erinnern sollen, unser Ziel, unsere himmlische Heimat nicht aus den Augen zu verlieren?" Und das Öl scheint auf diese Frage sanft zu lächeln.

Die ersten Weihnachtsgeschenke

Leise rieseln Schneeflocken vom Himmel. „Sie decken barmherzig die Erde und ihre Wunden zu," geht es mir durch den Kopf. Und plötzlich wird die beschwerliche Reise nach Bethlehem vor meinen Augen lebendig und berührt mein Herz. Ich sehe den hellen Stern über dem Stall und die Weisen, die Drei Könige, mit ihren Geschenken, die die Zukunft des göttlichen Kindes vorherzusagen schienen – sie brachten Gold, Weihrauch und Myrrhe dar. (Matthäus 2:11)

Diese kostbaren Geschenke wurden von Königen intuitiv für einen König ausgewählt und symbolisierten prophetisch Jesu Königtum (Gold, das goldene Balsamöl, der Balsam von Gilead), seine Göttlichkeit (Weihrauch) und das Leiden, das ihm bevorstand (Myrrhe).

Ätherische Öle galten seit der Antike als wertvolle Geschenke, und ich schätze mich glücklich, diese Öle zu kennen, an ihnen riechen zu dürfen und ihre Inspiration in den Alltag mitzunehmen – und vor allem die Freude zu fühlen, andere daran teilhaben zu lassen.

Die Wanduhr schlägt Mitternacht. „Morgen mache ich eine Liste für Weihnachtsgeschenke," nehme ich mir vor und stelle mir schon die freudigen Gesichter meiner Lieben vor, wenn sie diese kostbaren Bibelöle riechen. Zuerst werden sie glauben, es seien einfach nur gute Düfte. Doch dann, eines Tages, werden sie erleben, wie sich ihr Leben – langsam und liebevoll, um sie nicht zu erschrecken – verändert. Sie werden lernen, unnötige Lasten abwerfen und freier und viel glücklicher durchs Leben zu gehen.

Als ich an jenem Abend zu Bett ging, klangen die Geschichten der Bibel in meinem Kopf und in meinem Herzen nach und begleiteten mich in den Traum. Es gäbe noch so viele Bibelgeschichten zu erzählen! Mir wurde klar, wie tief ätherische Öle mit unserer Geschichte, Kultur und Spiritualität verwurzelt sind. Ihre therapeutischen Eigenschaften gehen weit über die körperliche Heilung hinaus; sie können unseren Geist beruhigen, die Stimmung heben und ein Gefühl von Frieden und Harmonie in unserer Umgebung und in unserem Herzen schaffen.

Also, wenn du das nächste Mal ein ätherisches Öl verwendest – sei es für eine entspannende Massage oder um dein Zuhause mit wohltuenden Düften zu füllen – denke an diese biblischen Geschichten. Halte dir die tiefe Liebe und den Respekt vor Augen, den die Menschheit seit jeher für diese natürlichen Geschenke der Mutter Erde empfunden hat. Ätherische Öle waren die *Urmedizin der Menschheit!* Lange bevor Pillen, Cremes und Salben entwickelt wurden, halfen ätherische Öle, wie uns die Bibel lehrt, den Menschen, seelisches oder körperliches Leid zu heilen.

Die wichtigste Erkenntnis: Seit biblischen Zeiten wurden ätherische Öle nicht nur wegen ihrer körperlichen Heilwirkungen geschätzt, sondern auch als mächtige Werkzeuge, um Emotionen zu wecken, schuldbeladene Gedanken loszulassen, Liebe und Akzeptanz zu symbolisieren, spirituelle Zeremonien zu begleiten und als kostbare Geschenke zu dienen. Auch heute können wir sie auf ähnliche Weise nutzen, um unser Wohlbefinden physisch, emotional und geistig nachhaltig zu stärken.

Duftmedizin: Eine neue Perspektive der Heilung

Die Reise in das Herz biblischer Texte offenbart eine einzigartige Perspektive auf Heilung. Diese Sichtweise, die uns vielleicht neu erscheint, ist in Wahrheit uralte Weisheit. Es ist eine Rückbesinnung auf die Natur und die Erforschung ihre Ressourcen, wie sie seit Jahrtausenden genutzt werden – eine Quelle, die unserer modernen Wissenschaft neue Erkenntnisse und Ansätze eröffnet. Zahlreiche wissenschaftliche Studien belegen dies.

Die alte Praxis wiederentdeckt

Die heutige Wissenschaft belegt diese uralte Praxis der Anwendung ätherischer Ölen im Alltag auf überzeugende Weise. Ätherische Öle wurden damals – wie heute – als Heilmittel für eine Vielzahl von Beschwerden genutzt, von Stress und Schlaflosigkeit bis hin zu Ängsten und verschiedenen Erkrankungen. Sie dienten nicht nur dem körperlichen Wohlbefinden, sondern schenkten tiefe Entspannung und inspirierten Gefühle der Dankbarkeit und Liebe.

Und Dankbarkeit und Liebe sind die wesentlichen Faktoren für Heilung. Jeder Arzt weiß, dass Heilung vom Patienten selbst ausgeht. Je mehr spirituelle und natürliche Mittel wir zur Verfügung haben, desto unmittelbarer kann Heilung geschehen. Heilung setzt immer voraus, dass wir erkennen, welcher äußere Umstand oder welche innere Unausgewogenheit uns aus dem Gleichgewicht gebracht hat.

Und mit solchen Schieflagen kennen sich ätherische Öle aus. Sie transformieren die Situation auf natürliche Weise zum Positiven, indem sie mit ihren hohen Schwingungen das Gleichgewicht wiederherstellen. Bibelöle sind Schwingungsmedizin!

Die Kraft der ätherischen Öle

Die hohe Priesterschaft war sowohl für spirituelles als auch für körperliches Heilen verantwortlich. Sie heilten, indem sie duftende Harze räucherten, die – wie wir heute wissen – Krankheitserreger eliminieren und zugleich das Gemüt erhellen können. Ätherische Öle wurden mit Zeige- und Mittelfinger der rechten Hand, der sogenannten Heiler-Geste, aufgenommen und auf Stirn, Haupt und Wunden aufgetragen. Menschen wurden durch das bewusste Ritual mit diesen Ölen und unter Gebeten gesund. Denn die Salböle waren mehr als nur duftende Substanzen; sie waren kraftvolle Heilöle, die das Leben transformieren konnten.

Wirken ätherische Öle auch dann, wenn man nicht an Gebete oder Ähnliches glaubt und einfach nur ein ätherisches Bibelöl auf eine Schmerzstelle reibt? Ja freilich. Ätherische Öle besitzen eine innewohnende Weisheit und „wissen" genau, was zu tun ist. Doch wirken sie besser, schneller, erfolgreicher, wenn wir sie mit Intention anwenden? Ist Intention nicht wie ein gläubiges Gebet? Ja! Sie wirken besser, denn „Geist über Materie" siegt.

Es ist, als würdest du dein Kind beim Fußballspielen anfeuerst. Es fühlt sich unterstützt, schöpft Kraft und neuen Mut. Genauso verhält es sich mit allen Dingen im Leben, die wir mit Intention ausführen. Besonders bei ätherischen Ölen ist Intention ein Vorteil, denn sie sind feinstofflich. Sie „hören" und „spüren" deine Unterstützung, und letztendlich ist es deine eigene Bemühung, die dir die Gesundheit bringt. Denn „Energie folgt der Aufmerksamkeit".

Spiritualität trifft Gesundheit

Dieses Buch handelt also nicht nur von Wellness oder den therapeutischen Eigenschaften der Bibelöle. Die hier beschriebenen duftenden biblischen Öle verbinden auf wundersame Weise Spiritualität mit Gesundheit. Sie bieten wertvolle Einblicke und Anregungen, die dein Leben auf unerwartete Weise bereichern können.

Diese biblischen Öle schaffen eine heilige Verbindung zwischen Spiritualität und Gesundheit und bieten einen ganzheitlichen Ansatz für Wohlbefinden. Sie dienen als Brücke zwischen den physischen und spirituellen Bereichen und ermöglichen es dir, auf deine inneren Ressourcen zur Heilung zuzugreifen. Sie liefern praktische Lösungen für alltägliche Herausforderungen und eröffnen gleichzeitig neue Wege für spirituelles Wachstum.

Die Welt der biblischen Öle enthüllt eine unsichtbare Dimension der Heilung. Sie zeigt einen Bereich, in dem Düfte zur Medizin werden, wo sich physische und spirituelle Ebenen verflechten und alte Weisheiten uns zu ganzheitlicher Gesundheit führen. Es gilt, einen ganzheitlichen Ansatz zur Gesundheit wiederzuentdecken, der unser Leben auf unzählige natürliche Weisen bereichern kann.

Ein neues Kapitel in der Heilung

Diese Reise markiert ein neues Kapitel im Bereich der Heilung. Sie eröffnet eine frische Perspektive, die alte Weisheit mit moderner Wissenschaft vereint und praktische Lösungen für alltägliche Herausforderungen bietet, während sie gleichzeitig spirituelles Wachstum fördert.

Tritt also ein in diese Welt der biblischen Öle und erlebe die transformative Kraft dieser heiligen Essenzen.

Die stille Zeit …

Wenn es draußen früher dunkel wird und die Nächte kalt und finster erscheinen, sehnt sich das menschliche Herz nach mehr Licht und Liebe. Dann können wir uns den Düften der heiligen Bibelöle zuwenden, um Freude, Frieden, Licht und Zuversicht in unseren Herzen zu erwecken. Denn genau das – mehr Licht und Einsicht – haben die heiligen Bibelöle den Menschen über die Jahrtausende geschenkt und als universelle Medizin für die Leiden der Menschheit gedient.

Diese *Duftmedizin* ist einfach anzuwenden! Finde ätherische Bibelöle von höchster Qualität, denn nur solche Öle bringen Resultate wie in biblischen Zeiten. Öle mit synthetischen Zusatzstoffen sind für Heilzwecke unbrauchbar und sogar schädlich. Verdünne die kraftvollen Bibelöle mit einem Massageöl, sodass die Anwendung angenehm für dich ist. Trage sie bewusst, mit Intention, auf, atme sie gezielt ein und erlebe ihre transformativen Wirkungen. Wenn du ihr Geheimnis entdeckt hast, erzähle deinen Lieben davon!

Im Folgenden beschreibe ich die am häufigsten genannten und bedeutendsten heiligen Öle der Bibel. Möchtest du das Geheimnis ihres Duftes erahnen und die Erfahrungen der alten Bibelgenerationen in deinem Leben aufleben lassen, dann entdecke die Bibelöle aus längst vergangenen Zeiten wieder. Mit diesen uralten und zugleich neu entdeckten heilenden Düften werden die fesselnden Bibelgeschichten für dich lebendig und erstrahlen in neuem Licht.

In Licht und Liebe!

Deine

Maria Schasteen

„Heilende Öle der Bibel"

Bevor wir beginnen, möchte ich dir einige Grundsätze der heilenden Bibelöle ans Herz legen. Niemand könnte das Wesen und die Wirkung der Bibelöle besser beschreiben als Dr. David Stewart und Holger Grimme in ihrem Buch *Die heilenden Öle der Bibel*. Denn Dr. David Stewart, ein Chemiker, der die Hand Gottes überall in der Natur und in den ätherischen Ölen erkannte und die tiefen Zusammenhänge der Heilkraft in den ätherischen Ölen erforschte, hat uns seine bahnbrechenden Erkenntnisse als Vermächtnis in seinem Werk weitergegeben.

Hier ist eine kurze Übersicht der für uns wichtigsten Aussagen über das Wirken ätherischer Öle – damals wie heute –, damit du im Folgenden die vielen und oft unglaublichen Aussagen über die Bibelöle besser verstehen und ihre heilende Wirkung erkennen kannst.

„Gottes Intelligenz in Ölen"

Ätherische Öle sind Medizin ohne die negativen Nebenwirkungen synthetischer Drogen und Chemikalien der modernen Pharmakologie. Zwar töten Tinkturen wie Jod, Merthiolat und Mercurochrom effektiv Organismen ab, die Wunden befallen, doch sind sie toxisch, schädigen menschliches Gewebe und verzögern die Heilung.

Im Gegensatz dazu sind ätherische Öle ebenso wirksam in ihren antiseptischen Eigenschaften wie synthetische Pharmazeutika, jedoch nicht toxisch, unschädlich für menschliches Gewebe und unterstützen die Heilung. Als direkte Schöpfungen von Gottes Wort (Mose 1:11-12), tragen sie die göttliche Weisheit in sich, zu wissen, was für jeden Einzelnen von uns hilfreich ist und was vermieden werden sollte. Jeder Mensch ist einzigartig, mit einem individuellen Erfahrungsschatz, der sich sowohl im Körper als auch im Geist widerspiegelt. Du bist einzigartig – und die ätherischen Öle arbeiten ganz individuell für dich und mit dir!

Öle als Universelle Medizin

(Aus dem Buch *"Heilende Öle der Bibel"* von Dr. David Steward & Holger Grimme – eine Zusammenfassung)

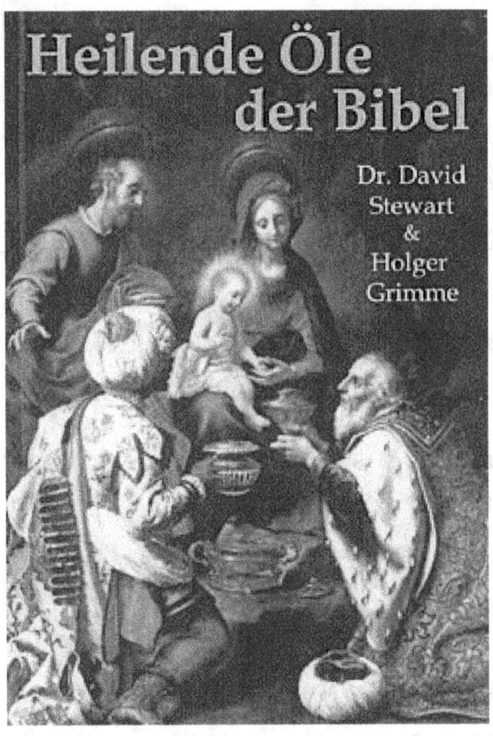

- Ätherische Öle wirken in Pflanzen wie Hormone, indem sie das Wachstum regulieren und den Stoffwechsel unterstützen.

- Sie bilden die Grundlage des pflanzlichen Immunsystems und bekämpfen Viren, Bakterien und Parasiten.

- Bei einer Verletzung der Pflanze fördert das innewohnende ätherische Öl den Heilungsprozess durch die Ausscheidung von Oleo-gum-resin, einer Mischung aus gummihaltigem Harz und ätherischem Öl.

- Da Gott Pflanzen für uns erschuf (Genesis 1:11-12; 28), können ihre Öle uns auch unterstützen.

- Sie regulieren unsere körperlichen Systeme, reinigen Sinusnerven und Lungen und fördern die Nährstoffaufnahme.

- Zudem stärken sie unser Immunsystem und wirken Krankheitserregern entgegen.

- Wie Pflanzenharze Wunden einer Pflanze heilen, so beschleunigen ätherische Öle die Heilung von Hautverletzungen und schützen durch ihre antiseptische Wirkung vor Infektionen.

- Fast alle ätherischen Öle besitzen mikrobizide Eigenschaften und töten Keime ab.

- Sie sind die stärksten Antioxidantien weltweit und eliminieren freie Radikale im Körper.

- Eine ihrer wichtigsten Funktionen ist es, unsere Körperfrequenz auf ein Niveau zu erhöhen, auf dem Krankheiten nicht existieren können. Das erreichen sie nicht zuletzt durch ihre betörenden Düfte. Alles ist Schwingung, und ätherische Öle besitzen eine besonders hohe Schwingung.

Sechs Wege, wie Ätherische Öle uns helfen:

1. Eliminierung von Mikroben

2. Ausgleich unserer Körperfunktionen

3. Ausgleich unserer Körperfrequenzen

4. Reinigung unserer Systeme als Antioxidantien

5. Befreiung von negativen Emotionen

6. Verbesserung unserer spirituellen Sensibilität

Die heilenden Öle der Bibel entfalten ihre therapeutischen Kräfte, um diese Aufgaben zu erfüllen, die ihnen von unserem Schöpfer gegeben wurden. Ihre größte Wirksamkeit zeigen sie jedoch in Verbindung mit Gebet und fokussierter Anwendung.

Das Wunder ätherischer Öle

Du wirst erstaunt sein, wie das Leben aus der Sicht eines begnadeten Chemikers in effizienter Einfachheit und nach göttlichen Prinzipien abläuft. Hier fassen wir Dr. David Stewarts Einsichten kurz zusammen:

1. Die Wahrheit über Antibiotika
2. Smarte Medizin
3. Ein Schnellkurs in Chemie
4. Phenole and Phenylpropane
5. Monoterpene
6. Sesquiterpene
7. Der Dreifache Angriff

Die Wahrheit über Antibiotika

Antibiotika sind bei der Behandlung bakterieller Infektionen wirksam, doch gegen Viren, die Grippe und Erkältungen verursachen, sind sie nutzlos. Sie zerstören nicht nur schädliche Bakterien, sondern auch nützliche Bakterien, die für Verdauung und Immunfunktionen unerlässlich sind. Nach einer Behandlung mit Antibiotika ist unser Immunsystem oft geschwächt und anfälliger für erneute Infektionen.

Kinder, die Antibiotika zur Behandlung von Ohrinfektionen und anderen Krankheiten erhalten, leiden häufig unter wiederkehrenden Gesundheitsproblemen. Mit jeder weiteren Krankheit benötigen ihre Systeme stärkere Antibiotika, was das Risiko chronischer Erkrankungen im späteren Leben erhöhen kann.

Dies liegt daran, dass verschriebene Medikamente ohne göttliche Intelligenz das Richtige nicht vom Falschen unterscheiden können. In Deutschland beträgt die Verbreitung von Antibiotikabehandlungen bei Kindern zwischen 0 und 6 Jahren 42,9% (Schindler et al., *Pharmacoepidemiol Drug Saf.* März 2003;12(2):113-20).

Smarte Medizin

Ätherische Öle sind selektiv und intelligent gegen Bakterien, die unseren Körper infiltrieren. Sie unterscheiden zwischen guten und schädlichen Bakterien, eliminieren nur die schädlichen und unterstützen sogar die nützlichen. Die Anwendung von Gottes natürlicher Medizin stärkt unser Immunsystem und schützt vor zukünftigen Erkrankungen. Im Gegensatz dazu können Antibiotika unseren Körper schwächen und uns anfällige für weitere Krankheiten machen.

Antibiotika haben ihren Platz in der Heilkunst, sollten jedoch sorgfältig und sparsam eingesetzt werden. Ihre Nebenwirkungen dürfen nicht außer Acht werden; ihre langfristigen negativen Auswirkungen können die kurzfristigen Vorteile oft überwiegen.

Gott hat uns mit einem Immunsystem ausgestattet, das Infektionen abwehren kann, und daher sollten wir nichts einnehmen, was diese natürliche Abwehrkraft beeinträchtigt. Gottes Medizin, die ätherischen Öle, unterstützt unsere inneren Heilungskräfte. Im Krankheitsfall wende dich an kompetente Gesundheitsexperten, die Gottes Rolle in der Heilung verstehen und anerkennen.

Ein Schnellkurs in Chemie

Ätherische Öle sind aufgrund ihrer mikroskopisch kleinen molekularen Struktur extrem konzentriert.

> **Ein Tropfen enthält etwa 40 Millionen-Trillionen Moleküle – genug, um jede unserer 100 Billionen Zellen mit vierzigtausend Molekülen zu bedecken.**

Ein einziges geeignetes Molekül kann einen Zellrezeptor öffnen, mit der DNA kommunizieren und eine Zellfunktion verändern. Daher können selbst kleinste Mengen eingeatmeten Öls tiefgreifende Auswirkungen auf Körper, Emotionen und Geist haben.

Zu viele Ölmoleküle können Rezeptorzellen überladen und unempfindlich machen, während weniger oft besser ist. Manchmal ist jedoch auch mehr Öl erforderlich, um den Körper in Notfallsituationen zu unterstützen. Das richtige Maß zu finden ist die Kunst der Aromatherapie. Du bist dein eigener Aromatherapeut und weißt am besten, was dir guttut!

Ätherische Öle bestehen aus Dutzenden bis Hunderten von Bestandteilen, hauptsächlich aus Kohlenstoff und Wasserstoff, manchmal auch aus Sauerstoff. Sie setzen sich prinzipiell aus Isopren-Einheiten zusammen: fünf Kohlenstoffatome verbunden mit acht Wasserstoffatomen. Ihr Molekülgewicht beträgt nur 68 amu oder u (Unified Atomic Mass Unit).

Moleküle aus Isopren-Einheiten werden als "Terpene" klassifiziert und machen ätherische Öle in der Welt der Substanzen einzigartig.

Im Folgenden zeigt dir der Chemiker, wie Ölmoleküle in deinem Körper wirken. Überspringe diesen kurzen Abschnitt nicht, wenn du wirklich wissen willst, wie ätherische Öle für dich arbeiten!

Reinigung: Phenole and Phenylpropane

Phenole und Phenylpropane sind Ringverbindungen aus Kohlenstoffmolekülen und einer Hydroxylgruppe (OH-Molekül), die eine Isopren-Einheit enthalten. Sie werden oft auch als Hemiterpene bezeichnet und kommen in vielen ätherischen Ölen vor, wie etwa in Gewürznelke (90%), Kassia (80%), Basilikum (75%), Zimt (73%), Oregano (60%), Anis (50%) und Pfefferminze (25%).

Ihre Hauptfunktion besteht darin, **die Rezeptoren auf den Zellen zu reinigen**. Diese Rezeptoren binden spezifische Stoffe wie fremde Proteine und lösen Reaktionen aus. Die Reinigung dieser Kommunikationsvermittler ist ein erster Schritt zur Heilung in der Aromatherapie. Ohne saubere Rezeptoren können Zellen nicht richtig kommunizieren, was zu Krankheiten führen kann.

Programmierung: Monoterpene

Monoterpene sind Verbindungen mit zwei Isopren-Einheiten, also zehn Kohlenstoff- und sechzehn Wasserstoffatomen pro Molekül. Ihr Molekulargewicht beträgt 136 amu, und es gibt etwa 2.000 Varianten davon.

Monoterpene finden sich in den meisten ätherischen Ölen, zum Beispiel Galbanum (80%), Angelika (73%), Ysop (70%) und anderen. Sie bieten verschiedene heilende Eigenschaften, vor allem die Fähigkeit, **fehlerhafte Informationen in der zellulären Erinnerung (DNA) neu zu programmieren**. Falsche Codes im Zellspeicher können zu Fehlfunktionen und Krankheiten führen, einschließlich schwerwiegender Krankheiten wie Krebs.

Löschung: Sesquiterpene

Sesquiterpene sind dreifach Isopren-Verbindungen, bestehend aus fünfzehn Kohlenstoff- und vierundzwanzig Wasserstoffatomen pro Molekül (204 amu). Es existieren über 10.000 Sesquiterpene.

Sie sind Hauptkomponenten in Zedernholz (98%), Vetiver (97%), Narde (93%), Sandelholz (90%), Schwarzem Pfeffer (74%), Patschuli (71%), Myrrhe (62%) und Ingwer (59%). Auch in Galbanum, Onycha und Weihrauch kommen sie vor.

Sesquiterpen-Moleküle versorgen die Zellen mit Sauerstoff, ähnlich wie Hämoglobin im Blut. Sie können zudem **fehlerhafte Codes in der DNA löschen oder neu programmieren**. Ihre Rolle bei der Heilung ist bemerkenswert, da sie fehlerhafte Informationen in Krebszellen löschen und eine Umgebung schaffen, in der sich diese nicht weiter vermehren können.

Die American Medical Association hat die Bedeutung der Suche nach Substanzen hervorgehoben, die die Blut-Hirn-Schranke passieren könnten, um Krankheiten wie Multiple Sklerose oder Alzheimer zu behandeln. Solche Substanzen existieren bereits – sie finden sich in ätherischen Ölen, insbesondere in solchen, die reich an sauerstoffliefernden Sesquiterpen sind.

Nun fügen wir die losen Enden zusammen und erleben ein unglaubliches Naturschauspiel:

Der Dreifache Angriff

Die Kombination des Dreifachansatzes von "PMS" (Phenylpropanen, Monoterpenen und Sesquiterpenen), die in ätherischen Ölen vorkommen, ist maßgeblich für die therapeutische Kraft ätherischer Öle verantwortlich. Sie sind bei verschiedenen Krankheiten und Verletzungen hilfreich. Diese Kombination bietet folgende Vorteile:

Erstens: Reinigung der Zellrezeptoren – Phenole und Phenylpropane **reinigen die Rezeptoren** auf der Zelloberfläche und ermöglichen dadurch den korrekten Transfer von Hormonen und anderen interzellulären Botenstoffen.

Zweitens: Korrektur fehlerhafter Information –
Sesquiterpene fördern die Membranflüssigkeit und unterstützen den Sauerstofftransfer. Sie ermöglichen zudem den Zugang zu DNA und RNA, **um fehlerhafte Informationen zu korrigieren oder zu löschen.**

Drittens: Programmierung korrekter Informationen – Monoterpene schützen vor Schäden durch freie Radikale und unterstützen die Produktion **korrekt programmierter RNA- und DNA-**Stränge. Dies sichert eine ordnungsgemäße Kommunikation zwischen den Zellen.

Diese chemischen Komponenten könnten erklären, warum ätherische Öle oft sofortige und dauerhafte Heilung bewirken. Sie bringen den Körper auf zellulärer Ebene in seinen natürlichen Zustand von Ausgeglichenheit und Gesundheit zurück.

Biblisch erwähnte Generationenflüche können durch ätherische Öle in Verbindung mit Gebet um- oder neuprogrammiert werden. Einzelne biblische Öle enthalten die notwendigen Bestandteile dafür, was ihre erstaunlichen Heilungseigenschaften erklärt.

Unser heutiges Wissen ist begrenzt, doch die Wissenschaft wird weiterhin Aufschluss geben. Kurz gesagt: Die Art und Weise, wie ätherische Öle mühelos die Blut-Hirn-Schranke überwinden und mit jeder unserer Zellen interagieren, ist einer der Wege, wie sie zur Heilung beitragen.

Wenn du die vielen Heilungsberichte in der Bibel liest, weißt du nun, was die antiken Heiler wohl noch nicht erklären konnten. Du verstehst, wie ätherische Öle Heilungsprozesse einleiten. Nun wollen wir auf die folgenden ätherischen Öle eingehen, die in der Bibel immer wieder erwähnt werden, und ihre Wirkung auf Körper, Emotionen und Geist erleben:

Aloes (Sandelholz), Kassia (Zimtkassia), Myrrhe, Myrte, Onycha, Rose von Sharon (Zistrose), Weihrauch, Ysop, Zedernholz und Zypresse

Aloes – Sandelholz
Das kostbare Öl der Antike

„Es kam aber auch Nikodemus, der vormals bei der Nacht zu Jesus gekommen war, und brachte Myrrhen und Aloes, zusammen bei hundert Pfunden.

Johannes 19:39

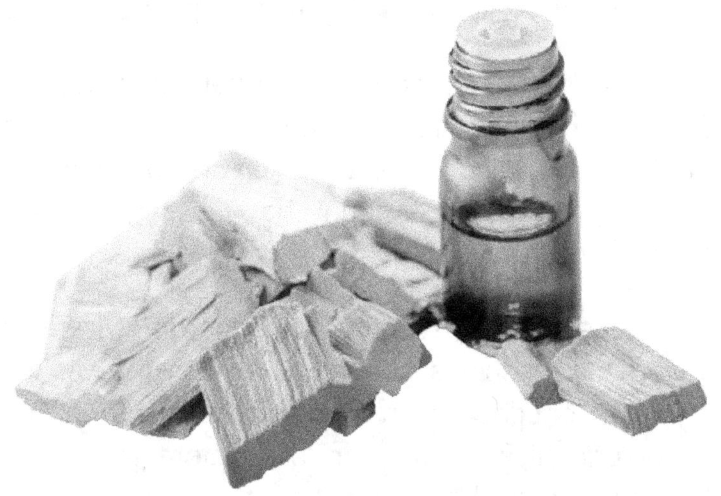

Sandelholz (*Santalum album*), in der Bibel fünfmal als „Aloes" erwähnt, bedeutet „nobel" und war aufgrund seines unermesslichen Wertes damals nur den Reichen vorbehalten.

Der Sandelholzbaum, der zur botanischen Familie der *Santalaceae* (Sandelholzgewächse) gehört, stammt ursprünglich aus Indien. Das ätherische Öl wird durch Dampfdestillation des Holzes gewonnen und besteht zu 90% aus zellunterstützenden Sesquiterpenen. Sandelholzöl hat somit den vierthöchsten Wert an Sesquiterpenen unter allen ätherischen Ölen.

Anwendungen:

Einst: Im Altertum wurde Aloes zur Unterstützung bei der Meditation sowie als Aphrodisiakum verwendet. Sandelholz war ebenfalls ein wichtiger Bestandteil des Einbalsamierungsprozesses. Auch in der ayurvedischen Medizin gilt Sandelholz als beliebtes Öl für Yoga und Meditation und wird als Geheimtipp für gesunde Hautpflege geschätzt.

Heute: Auch heute ist das Sandelholzöl ein beliebtes Meditationsöl. Der betörende Duft wird tief eingeatmet, beispielsweise über einen Aroma-Diffuser. Sandelholzstäbchen werden oft zum Räuchern verwendet, wobei jedoch mit dem Duft Rußpartikel eingeatmet werden. Daher wird das Vernebeln des reinen, inspirierenden Sandelholzöls bevorzugt.

In der Hautpflege hat Sandelholz eine besondere Bedeutung, das es besonders sanft zur Haut ist. Auf das Gesicht aufgetragen, lässt es sich angenehm verteilen.

Sein charakteristisch holziges Aroma ist viel sanfter als das von Schwarz- oder Blaufichte. Sandelholz ist außerdem ein beliebter Zusatz in Parfüms, da sein feiner, jedoch kräftiger Duft balsamisch und langanhaltend ist. Es ist ein wertvolles Öl.

„Siehe das Sandelholz,
das kostbarer ist als Gold,
der Tor macht Kohlen daraus."

Weisheit aus Tibet

Der heilige Duft von Sandelholz

Ich erinnere mich an eine Zeit, als ich meinen alten Freund Matteo besuchte. Über einem Tässchen Tee klagte ich ihm mein Leid: „Ich kann nicht schlafen," seufzte ich. „Hast du einen Rat für mich?" Matteo war ein weiser und angesehener Heiler, bekannt für sein umfangreiches Wissen über die Natur und ihre heilenden Schätze. Fragend schaute ich ihn an.

Er stand auf, ging zu einem Regal mit einer beeindruckenden Sammlung von Fläschchen und Gläsern und kehrte mit einer kleinen bernsteinfarbenen Flasche zurück. "Das", sagte er mit Ehrfurcht in seiner tiefen Stimme," ist Sandelholzöl."

Er erklärte mir seine Bedeutung in der Bibel, wo es in Zeremonien und bei heiligen Ritualen zur Anhebung verwendet wurde. Aber auch für die Gesundheit hatte Sandelholzöl einst eine besondere Bedeutung und fand sogar Erwähnung in dem alten medizinischen Nachschlagewerk *De Materia Medica*.

„Sandelholzöl hat wunderbare heilende Eigenschaften," sagte er mit einer sanften, fast geheimnisvollen Stimme und hielt mir das offene Fläschchen zum Riechen hin. Ich war fasziniert von dem süß holzigen, zutiefst beruhigenden Duft.

„Sandelholzöl ist sehr reich an Sesquiterpenen," erklärte Matteo und führte aus, wie diese natürlich vorkommenden chemischen Verbindungen in diesem Öl die Zirbeldrüse und das limbische System, das für unsere Emotionen zuständig ist, stimulieren. „Die Zirbeldrüse setzt auch Melatonin frei – ein starkes Immunstimulans und Anti-Karzinogen," fügte er hinzu.

„Melatonin ist ein Hormon, das von der Zirbeldrüse im Gehirn produziert wird und eine wichtige Rolle bei der Regulierung des Schlaf-Wach-Zyklus spielt", nickte er mir zu und schmunzelte, denn der Duft des Sandelholzöls schien bereits seine Wirkung auf mich zu entfalten. Ich saß ganz entspannt und ruhig da, die Augen geschlossen als ob ich einschlafen wollte.

Lächelnd sagte er: „Hier ist eine uralte Praxis aus der biblischen Zeit der alten Propheten." Ich horchte auf. Mein Interesse war geweckt, und plötzlich war ich hellwach. Kein Wort wollte ich verpassen.

„Bevor er sich jede Nacht schlafen legte, trug er zwei Tropfen Sandelholzöl auf seine Stirn auf," sagte Matteo mit Nachdruck. „Dieses einfache abendliche Ritual, wenn über die Zeit konsequent ausgeführt, kann den Tiefschlaf verbessern."

Mit dem kostbaren Fläschchen fest an mich gedrückt, verließ ich dankbaren Herzens meinen Freund. Ich begann, dieses Ritual in meine nächtliche Routine vor dem Schlafengehen zu integrieren. Und tatsächlich – mein Schlaf verbesserte sich deutlich! Ich schlief tiefer und erholsamer als je zuvor.

Der faszinierendste Teil war jedoch nicht nur der verbesserte Schlaf. Ich fühlte mich emotional ausgeglichener, weniger gestresst und, überraschenderweise, energiegeladener während des Tages.

Ich erinnerte mich daran, dass Matteo erklärt hatte, Sandelholzöl könne potenziell negative Zellprogrammierung eliminieren – eine Behauptung, die mir zunächst weit hergeholt erschien. Doch die Veränderungen, die ich aus erster Hand an mir erlebte, waren eine Offenbarung.

Der Besuch bei meinem Freund lehrte mich eine tiefe Lektion über biblische Öle – sie sind nicht nur historische Artefakte oder religiöse Symbole, sondern mächtige Werkzeuge für Heilung und Wohlbefinden, wenn sie richtig angewendet werden.

Nun weiß ich: Sandelholzöl ist viel mehr als nur eine aromatische Substanz, wie sie in der Bibel in heiligen Ritualen dargestellt wird. Sein reicher Gehalt an Sesquiterpenen kann die Zirbeldrüse stimulieren, den Tiefschlaf und die emotionale Balance fördern und das Immunsystem durch die Freisetzung von Melatonin stärken.

Melatonin ist auch ein starkes Antioxidans. Es hat die Fähigkeit, freie Radikale zu neutralisieren, die Zellen schädigen können. So schützt es den Körper vor oxidativem Stress.

Wenn du also das nächste Mal Schlafprobleme oder stressbedingte Unausgewogenheiten erlebst, denke an diese alte Weisheit aus biblischen Zeiten. Ein paar Tropfen Sandelholzöl auf deiner Stirn vor dem Schlafengehen könnte genau das Mittel sein, das du brauchst!

Kernaussage: Sandelholzöl, reich an Sesquiterpenen, stimuliert die Zirbeldrüse und fördert besseren Schlaf, emotionale Balance und ein stärkeres

Immunsystem durch die Unterstützung der Melato-
nin-Freisetzung.

*„Ich habe mein Lager mit Myrrhe besprengt,
mit Aloes (Sandelholz) und Zimt."*

Sprüche 7:17

Sandelholzöl:
Der balsamische Duft der Antike

Im Laufe der Zeit durfte ich viel über Sandelholz und sein
warm duftendes Öl erfahren. Hier sind einige interessante
Fakten über diesen kostbaren Baum und sein Öl:

Der hundertjährige Sandelholzbaum

Der Sandelholzbaum zählt zu den kostbarsten Bäumen
der Welt. Er bildet erst nach 15 bis 20 Jahren Hartholz,
und die Destillation des Holzes kann frühestens nach 25
Jahren beginnen. Mit 60 bis 80 Jahren erreicht der Baum
den höchsten Anteil an ätherischen Ölen in Stamm und
Wurzeln.

Aloes – Der Baum mit der weißen Rinde

Aloes, der biblische Name für Sandelholz, ist nicht mit
Aloe Vera zu verwechseln. Schon vor 4.000 Jahren wurde
es als geschnitztes Holz und duftendes Öl verwendet und
im antiken Ägypten als rituelles Sterbeöl genutzt.

Für Meditation und Gebete

Seit Jahrtausenden wird Sandelholzöl in Indien zur Verstärkung von Meditationen und Gebeten verwendet. Shivaiten bestreichen Stirn und Kopf damit.

Psalm 45 erwähnt, dass die Gewänder des Messias nach Kassia, Myrrhe und Aloes (Sandelholz) duften.

Zur Mumifizierung

Myrrhe und Aloes wurden bei Jesu Begräbnis reichlich zur Einbalsamierung verwendet. Kassia, Myrrhe und Sandelholz waren drei Öle, die im Mumifizierungsprozess genutzt wurden. Die Menschen der Antike glaubten, dass diese starken Duftstoffe den Körper bewahren und auf das Jenseits vorbereiten würden. Einige vermuteten, dass die Öle eine Duftspur bis ins Diesseits hinterließen, um den Weg zurück ins Leben zu weisen. Vielleicht erklärt dies ihre hohe Verehrung, die diesem Öl entgegengebracht wurde.

Zur Unterstützung des Lymphsystems

Historisch wurde Sandelholzöl in der Antike zur Unterstützung des Lymphsystems, zur Stärkung des Herzens und zur Beruhigung der Nerven eingesetzt.

Sandelholz enthält 90% Sesquiterpene

Diese Duftstoffe (Sesquiterpene) filtern Sauerstoff aus der Luft, die wir einatmen, und erhöhen so die Sauerstoffzufuhr und den Sauerstoffgehalt im Körper und im Gehirn.

Dadurch werden die Epiphyse, Hypophyse und Amygdala stimuliert – mystische Organe, die mit dem Göttlich-Weiblichen in uns (Epiphyse), der Ausrichtung zum Höchsten (Amygdala, Zirbeldrüse) und der Zeitorientierung beziehungsweise dem „dritten Auge" (Hypophyse) verbunden sind.

Sandelholz – Ein weit gereister Duft

Sandelholz war seit 4.000 Jahren ein wichtiger Bestandteil des Seidenstraßenhandels mitgeführt und wurde von Ost nach West transportiert.

Wissenswertes für Baumliebhaber:

Langanhaltender Duft: Sandelholz, wissenschaftlich als *Santalum album* bekannt, ist eine Klasse von Hölzern aus Bäumen der Gattung Santalum. Die Hölzer sind schwer, gelb und feinkörnig und behalten im Gegensatz zu vielen anderen aromatischen Hölzern über Jahrzehnte ihren Duft. Dieses langanhaltende Aroma hat Sandelholz im Laufe der Geschichte zu einem bevorzugten Material für verschiedene Anwendungen gemacht.

Sandelholz-Rekord: Das schwerste Sandelholzstück wurde 2019 in Sri Lanka entdeckt, wog über 500 Kilogramm und hatte einen Wert von 30.000 Dollar.

Verbrechen um Sandelholzöl: Wegen seines hohen Wertes wurde Sandelholzöl oft gestohlen. In Australien entwendeten Diebe einmal Sandelholzöl im Wert von über 100.000 Dollar von einer Farm.

Rekord für das Pflanzen von Sandelholzbäumen: Indien stellte 2006 einen Weltrekord auf, indem es an einem einzigen Tag im Rahmen eines Aufforstungsprogramms stolze 600.000 Sandelholzbäume pflanzte.

Sandelholzwälder: Der weltweit größte Sandelholzwald befindet sich in Australien und erstreckt sich über 1,3 Millionen Hektar mit mehr als 2 Millionen Bäumen.

Das Sandelholz - Ein aromatischer Parasit: Sandelholz, berühmt für seinen Duft, ist ein parasitärer Baum. Er benötigt andere Pflanzen für Nährstoffe, besonders in frühen Wachstumsphasen. Dieser Prozess, als haustorialer Parasitismus bekannt, verbindet die Wurzeln des Sandelholzbaumes mit denen anderer Pflanzen.

Was die Beauty-Industrie weiß:

Aromatherapie Anwendungen: Eine der Hauptanwendungen von Sandelholzöl ist die Aromatherapie. Sein Öl wird in Parfüms, Kosmetikprodukten, Heilsalben und sogar als mildes Lebensmittelaroma verwendet. Der Duft schenkt Gelassenheit und fördert die geistige Klarheit.

Sandelholz – Ein königliches Geschenk: Früher galt dieses Öl als so kostbar, dass es oft Adeligen als wertschätzende Gabe überreicht wurde. Im 15. Jahrhundert etwa schickte der Sultan von Malakka ein solches Geschenk an den Kaiser von China. Auch heute ist das kostbare Sandelholzöl ein exquisites Geschenk.

Sandelholz in Parfüms: *Chanel No. 5*, eines der weltweit bekanntesten Parfüms, hat seit seiner Einführung im Jahr 1921 dank seiner Hauptzutat, dem Sandelholzöl, Bestseller-Status erreicht. Es enthält außerdem auch Zypressenöl.

Hautregenerierende Eigenschaften: Sandelholzpasta ist wegen ihrer besonderen Vorteile für die Haut oft Teil von Pflegeroutinen. Gemischt mit Wasser oder Rosenwasser zu einer Paste, kann sie Sonnenbrände lindern und Akne durch ihre antimikrobiellen Eigenschaften mildern.

Sandelholz im Weltraum, ein irdischer Duft: 2008 schickte die NASA ein Sandelholz-Parfüm zur ISS, um Astronauten bei Geruchsverlust im All zu helfen. Das Parfüm namens *Omega* sollte sie an Düfte der Heimat erinnern.

Der Preis des Duftes – Sandelholz in Gefahr: Wegen der hohen Nachfrage in der Parfümindustrie ist Sandelholz mittlerweile bedroht. Übermäßige Ernte hat seine Population reduziert, insbesondere in Indien. Viele Länder haben daher strenge Regulierungen eingeführt.

"Genau wie ein Sandelholzbaum sogar die Axt parfümiert, die ihn fällt, verleiht das Zeigen von Freundlichkeit gegenüber denen, die uns verletzen, dem Leben Sinn."

- Buddha

Historisch gesehen war das Sandelholz weltweit hochgeschätzt und wurde in unterschiedlichen Kulturen auf ihre eigene Weise verwendet. In der traditionellen chinesischen Medizin kühlt das Sandelholzöl Entzündungen und Fieber. In der indischen Ayurveda-Medizin, als *Chandan* bekannt, fördert es geistige Klarheit und lindert Hitzezustände.

Und was sagt die heutige Wissenschaft dazu?

Wissenschaftliche Studien
zum Sandelholzöl

Die Heilkraft des Sandelholzes:
Mehr als nur ein Duft

Sandelholzöl hat entzündungshemmende und antimikrobielle Eigenschaften und wird seit Jahrhunderten medizinisch genutzt. Aktuelle Studien zeigen, dass es denn Zelltod in Brustkrebszellen induzieren kann.

Entzündungshemmende Eigenschaften

"Sandelholzöl und seine Verbindungen haben entzündungshemmende, antimikrobielle sowie antioxidative Eigenschaften gezeigt." (Quelle: *Journal of Essential Oil Research*)

Förderung geistige Klarheit

"In der Aromatherapie wird Sandelholzöl verwendet, um Ruhe und positives Denken zu fördern." – Robert Tisserand

Geruchserinnerung an Sandelholz

Eine Studie zeigte, dass sich Teilnehmer besser an das Gelernte erinnerten, wenn sie während des Lernens Sandelholzduft einatmeten. Dies weist auf eine duftgestützte Erinnerungsverbesserung hin – ein Phänomen, das auch bei Pfefferminz- und Zitronenöl beobachtet wird.

Schlaffördernde Wirkung

"Eine klinische Studie zeigte, dass das Aroma von Sandelholz die Schlafqualität verbessern kann." (Quelle: *Journal of Complementary Therapies in Medicine*)

Antikarzinogene Eigenschaften

"Sandelholz hat Potential als Anti-Krebs-Agent gezeigt." (Quelle: *Anticancer Research Journal*)

Hautregenerierende Eigenschaften

"Sandelholz hat sich als wirksam gegen verschiedene Hautkrankheiten, einschließlich Psoriasis und Warzen, erwiesen." (Quelle: *Journal of Dermatological Science*)

"*Santalum album* hat sich aufgrund seiner antimikrobiellen Eigenschaften als wirksam gegen Akne erwiesen." (Quelle: *Journal of Applied Pharmaceutical Science*)

Angstlindernde Eigenschaften

"Die Inhalation von Ostindischem Sandelholzöl ist sicher und kann therapeutische Vorteile wie Angstlinderung haben." (Quelle: *The Natural Medicines Comprehensive Database*)

Insektenabweisende Wirkung

"Sandelholzöl hat Potenzial als Insektenschutzmittel gezeigt." (Quelle: *Zeitschrift für Agrar- und Lebensmittelchemie*)

"Es wurde festgestellt, dass Sandelholz effektiv dabei hilft, den Stresspegel zu senken und das allgemeine Wohlbefinden zu fördern" (Quelle: *Zeitschrift für evidenzbasierte komplementäre Alternativmedizin*)

Die besten Sandelholz-Tipps

- **Die Aktivierung eines Öls:** Gib einen Tropfen in deine linke Hand und aktiviere das Öl, indem du es dreimal rechtsdrehend mit Zeige- und Mittelefinger der rechten Hand kreisförmig bewegst. Trage das Öl auf Stirn, Schläfen und Nacken auf. Inhaliere den Duft aus den Handflächen, atme tief ein und spüre die Wirkung des Dufts in deinem Körper, deinen Gedanken, Emotionen und deiner Aura.

- **Höchste Qualität:** Wähle stets ein 100 % reines Sandelholzöl für den besten Erfolg. Achte beim Kauf von Sandelholzprodukten darauf, dass diese ethisch korrekt bezogen sind, da Überernte ein signifikantes Problem darstellen.

- **Hautpflegende Eigenschaften:** Integriere Sandelholzöl in deine Hautpflegeroutine, um seine beruhigenden und heilenden Eigenschaften zu nutzen.

- **Stressreduktion:** Verwende Sandelholzöl in deiner Meditations- oder Yoga-Praxis, um eine verstärkte beruhigende Wirkung zu erzielen.

- **Verwendung:** Beginne mit einem Tropfen ätherischem Sandelholzöl, da es sehr kraftvoll ist. Oft ist weniger mehr.

- **Lagerung:** Lagere deine Sandelholzprodukte richtig, fernab von direktem Sonnenlicht und Wärmequellen, um Langlebigkeit und Qualität zu gewährleisten.

- **Sandelholzprodukte:** Sandelholz kann selbstgemachten Kerzen oder Seifen für eine persönliche Note und einen schönen, anhaltenden Duft hinzugefügt werden.

- **Entspannendes Bad:** Gib ein paar Tropfen ätherisches Sandelholzöl in dein Bad für ein entspannendes Erlebnis.

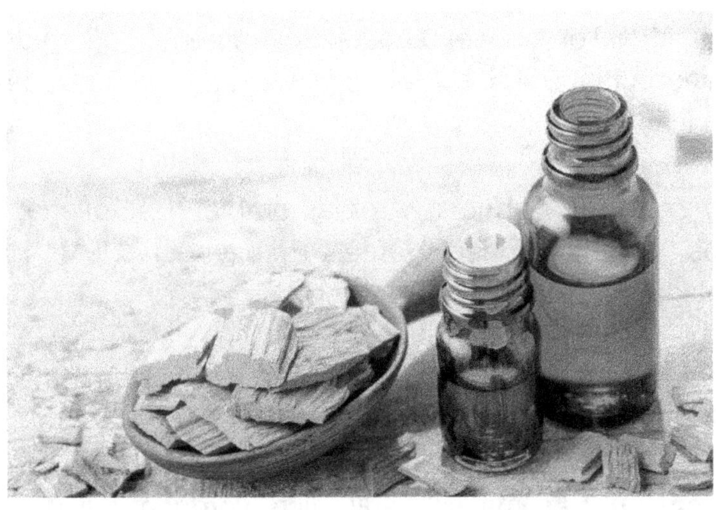

Sandelholz

Lateinischer Name: *Santalum album*
Botanische Familie: *Santalaceae*
Standort: Indien, Australien und Indonesien
Extraktionsmethode: Wasserdampfdestillation aus Holz
Hauptbestandteile: Sesquiterpenole (66-80 %), Sesquiterpene 5-11 %)

Historische Nutzung: In traditioneller Medizin für Räucherzeremonien; in der ayurvedischen Medizin für Hautpflege; Yoga, Meditation. Angeführt in Dioscorides' *De Materia Medica* (78 n. Chr.), Europas erstes autoritatives medizinisches Bezugswerk, das zum Standardnachschlagwerk für pflanzliche Behandlung für über 1.700 Jahre wurde.

Medizinische Eigenschaften: Antikarzinogen, antiviral, immunstimulierend, entzündungshemmend, beruhigend; verhindert laut Brigham-Young-Universität, USA, Krebszellenwachstum

Verwendung: Parfüms, Aromatherapie, Hautpflege; bei Krebs, Virusinfektionen (Herpes, Erkältungen, HPV), Hautproblemen (Akne, Falten, Narben)

Duftwirkung: Warm, holzig, erdig, süß; fördert Entspannung und emotionales Gleichgewicht

Anwendung: Aromatisch, äußerlich (verdünnt auftragen).

Kassia – Das uralte Zimtgewürz

Psalm 34:8

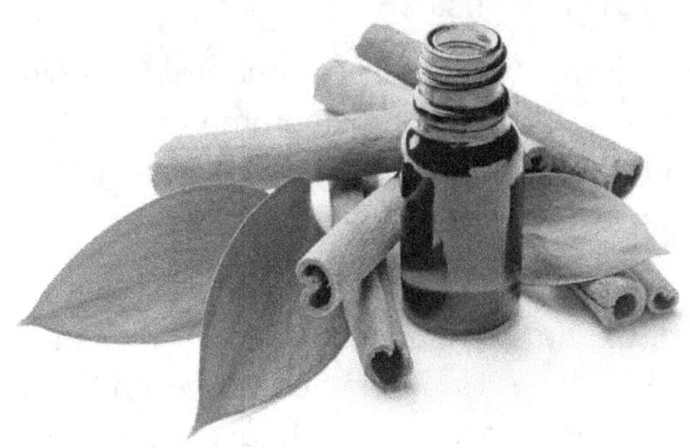

Kassia (*Cinnamomum cassia*) aus der Familie der *Lauraceae* (Lorbeergewächse) ist dem Zimt ähnlich, jedoch extrem stark und „heiß" wirkend – Vorsicht bei empfindlicher Haut! Auch als *Chinesischer Zimtbaum* oder *Zimtkassia* bekannt, sollte es nicht mit echtem Zimt verwechselt werden, da die chemischen Bestandteile unterschiedlich sind.

Das ätherische Öl wird durch Dampfdestillation von Zweigen, Blättern und Blüten gewonnen und zählt zu den ältesten bekannten Gewürzen weltweit. Kassia wird in den heiligen Schriften dreimal namentlich genannt. Als Bestandteil des heiligen Salböls (2. Mose 30:22-31) verleiht es, ähnlich wie Zimt, dem legendären Salböl kraftvolle Eigenschaften.

Anwendungen:

Einst: In der Antike war Zimtkassia ein Hauptbestandteil des Tempel-"Weihrauchs" und verströmte als Opfergabe einen süß durchdringenden Duft, der dem Allerhöchsten geweiht war. Myrrhe, Aloen und Kassia begleiteten hohe Herren und Damen, deren Gewänder von diesem kostbaren Duft erfüllt waren. Kassia wurde sogar im *Ebers Papyrus* erwähnt, einer der ältesten bekannten medizinischen Schriftrollen aus dem 16. Jahrhundert vor Christus.

Sein „heißes Feuer" birgt ein besonderes Geheimnis: Der Kassia-Duft regte durch seine Pheromonproduktion Liebesgefühle an und wurde deshalb in Liebesrezepturen zu sinnlichen Mischungen verarbeitet.

Heute: Kassiazimt findet sich heute eher selten in unseren Wohnungen, da ihm die Süße des echten Zimts fehlt. Seine raue Schärfe kann die Haut und beim direkten Einatmen aus dem Fläschchen die Nasenschleimhäute reizen. Daher ist besondere Vorsicht geboten. Ein reines Pflanzenöl (etwa Olivenöl) sollte bereitstehen, um bei Bedarf Hautreizungen abzumildern. Einige Tropfen im Aroma-Diffuser vernebelt, können die Raumatmosphäre (beispielsweise im Schlafzimmer) rasch auffrischen und für eine liebevolle, anregende Stimmung schaffen.

„Narde und Safran, Kalmus und Zimt,
mit allerlei Bäumen des Weihrauchs, Myrrhen und Aloen
mit allen besten Würzen."

Das Hohelied Salomons, 4:14

Der Duft von Kassia

Mein Freund Gerald ist ein weitgereister Forscher und hat viel zu erzählen. Hier ist eine seiner Öle-Geschichten: „Auf dem belebten Marktplatz in der Altstadt von Jerusalem begegnete ich einer betagten Frau namens Miriam. Ihr Stand war gefüllt mit einer Vielzahl exotischer Öle und Düfte, die selbst der Schatzkammer der Königin von Saba Konkurrenz machen könnten. Ich roch an dem einen oder anderen Fläschchen, doch ein bestimmter Duft zog besonders meine Aufmerksamkeit auf sich – ein würzig-süßes Aroma, das in der Luft lag und mich wie der fesselnde Lockruf einer Sirene aufhorchen ließ. Es war Kassiaöl.

Miriam bemerkte mein Interesse und winkte mich heran. "Dies", sagte sie und hielt eine kleine bernsteinfarbene Ampulle mit einer Flüssigkeit hoch, "ist Kassiaöl. Es ist kein gewöhnlicher Duft; es trägt die Geschichten unserer Vorfahren in sich." Ihre Stimme klang tief und geheimnisvoll. Ich sah sie wissbegierig an.

„Dieses einzigartige Öl wird aus der Rinde des *Cinnamomum cassia* Baums gewonnen, der in China und Burma heimisch ist. Während der Regenzeit werden Streifen von der Rinde sorgfältig abgezogen," erklärte sie, „wenn sie flexibel genug ist, um ohne zu brechen verarbeitet zu werden. Die Außen- und Mittelrinde wird entfernt, und beim Trocknen an der Sonne rollt sich der Zimt zu den bekannten Stangen zusammen. Dann wird der Zimt mehrere Tage in Wasser eingeweicht, bevor er über offenem Feuer in großen kupfernen Destillierapparaten zu Öl destilliert wird. Dieser arbeitsintensive Prozess stellt sicher, dass nur das qualitativ hochwertigste Öl produziert wird."

„Und wie wurde dieses kostbare Öl im Laufe der Geschichte verwendet?", wollte ich wissen. „Das Zimtkassiaöl mit seinem warmen, süßen Duft war an königlichen Höfen als Parfüm beliebt," fuhr sie fort. „Man wählte dieses Öl als Zutat für heilige Tempelrituale. Und sogar als Medizin für verschiedene Krankheiten war Kassiaöl wegen seiner antimikrobiellen und tröstlichen Eigenschaften sehr gefragt."

Miriam holte ein altes, vergilbtes Buch hervor und zeigte mir mehrere Rezepte, die von Generation zu Generation weitergegeben wurden. Sie las vor: „Für eine beruhigende Massage einige Tropfen Kassiaöl zu Oliven- oder Mandelöl hinzufügen. Oder es mit Weihrauch und Myrrhe mischen zur Verwendung in religiösen Zeremonien." „Also für Meditation," rief ich begeistert. „Ja genau," sagte Miriam und las weiter: „Oder Zimtkassiaöl mit anderen Gewürzen vermischen, um kräftige Heilsalben herzustellen." Sie klappte das Buch zu und lächelte. Sie hatte meine Begeisterung wohl bemerkt.

Als ich ihren Stand an diesem Tag verließ, umhüllt vom Duft des Kassiaöls, hatte ich das freudige Gefühl, ein wertvolles Geschenk erhalten zu haben. Es war nicht nur das physische Öl, das mich faszinierte, sondern auch die reiche Geschichte und das Wissen, das damit verbunden war. Jeder Tropfen trägt Jahrhunderte voller Geschichten in sich – Geschichten von Königen, Priesterinnen und Heilern, Händlern und Reisenden, die den Duft dieses Öls schätzten und ihre Hoffnung und ihr Vertrauen in seine Kräfte legten.

Kassiaöl – Die feurige Sonnenkraft

Kassia ist eines der ältesten bekannten Gewürze und ähnelt dem Zimt, duftet jedoch süßer und angenehmer. Kassia regt den Kreislauf und die Durchblutung an, unterstützt das Herz und stärkt den Willen.

In der Antike nahm Kassia eine prominente Stellung ein und spielte eine wesentliche Rolle bei Tempelräucherzeremonien. Die aromatische Rinde dieses immergrünen Baumes wurde wegen ihres intensiven Duftes hochgeschätzt – ein Geruch so intensiv, scharf und dennoch süß, dass er oft mit der feurigen Energie der Sonne assoziiert wurde.

Kassias göttliche Verbindung

In der Antike wurde Kassia nicht nur als einfache Pflanze betrachtet; man verehrte sie als etwas Göttliches. Ihr kräftiger Duft verkörperte eine spirituelle Kraft, eine göttliche Essenz, die die irdische Welt mit dem Himmel zu verbinden schien.

Diese Wahrnehmung war nicht unbegründet; viele Kulturen weltweit brachten kraftvolle, erhebende Düfte mit dem Göttlichen in Verbindung und glaubten, dass solche Gerüche eine feinstoffliche Brücke zwischen Menschen und Göttern seien. Entlang dieses Duftpfades, so heiß es, könnten Menschen mit ihrem feinstofflichen Körper in ferne Welten und andere Zeiten reisen, um die Ebenen oberhalb von Zeit und Raum zu erkunden. Besonders abends, wenn die Arbeit ruhte und der Blick gen Himmel ging, lockte der Duft in eine Welt der Träume, die so manchem den Blick in die Zukunft eröffnete.

Kassiazimt und die Energie der Sonne

Kassias Assoziation mit Sonnenenergie ist ein faszinierender Aspekt ihrer historischen Bedeutung. Ihr heller, starker Duft spiegelte für unsere Vorfahren die feurige Kraft der Sonne wider. Genau wie die Sonne die Lebensquelle auf Erden ist und Wärme sowie Licht zum Überleben spendet, glaubte man, dass Kassias intensiver Duft Räume mit Vitalität und Lebensenergie durchtränken könnte.

Sonne: Ein göttliches Symbol

Kassias Bezug zur Sonnenenergie beruht auf kulturellen Überzeugungen, in denen die Sonne Göttlichkeit, Energie und Lebenskraft verkörperte. In vielen antiken Kulturen, von Ägypten bis Mesoamerika, symbolisierte die Sonne göttliche Macht. Ihre tägliche Himmelsreise stand für Tod und Wiedergeburt, Dunkelheit und Licht – Themen, die tief in der menschlichen Erfahrung verwurzelt sind.

Kassia: Eine Brücke zwischen Welten

Für die Menschen der Antike diente Kassia als eine Brücke zwischen Welten – zwischen Menschen und Göttern, Erde und Himmel, Alltäglichem und Göttlichem. Ihr kräftiger Duft war mehr als nur angenehm für die Sinne; er war eine greifbare Darstellung spiritueller Kräfte, ein Kanal für göttliche Energie.

Im großen Wandteppich der Menschheitsgeschichte ist Kassia nur ein Faden, doch bietet ihre Geschichte einen Einblick in die reichen spirituellen und kulturellen Traditionen unserer Vorfahren. Sie erinnert uns daran, dass selbst die gewöhnlichsten, unscheinbarsten Elemente der Natur außergewöhnliche Bedeutung gewinnen können, wenn man sie durch das Prisma des Lichts betrachtet.

Ein duftendes Vermächtnis

Kassias Vermächtnis prägt unsere Welt auch heute noch. Ihr charakteristischer Duft wird immer weiterhin in Räucherstäbchen, Parfüms und sogar kulinarischen Gerichten verwendet und dient als subtile Erinnerung an ihre antiken Wurzeln. Und obwohl wir Kassia vielleicht nicht mehr als göttlichen Kanal betrachten, fasziniert uns ihr starker Duft und deutet auf die tiefe Verbindung zwischen unseren Sinnen und unserem spirituellen Selbst hin.

Ein Forscher und Kassiazimt

Was würde ein Forscher wohl mit Kassiazimt machen? Werfen wir einen Blick auf D. Gary Young, den *Vater der modernen Aromatherapie*, wie er im 2. Buch Mose, Exodus 30:22-25, über das Heilige Salböl liest:

"Und der HERR redete mit Mose und sprach: Nimm die feinsten Gewürze: 500 Lot reinen Narden, und die Hälfte, nämlich 250 Lot, würzigen Kalmus, und 250 Lot Zimtrinde, und 500 Lot Cassia nach dem Gewicht des Heiligtums, und ein Hin Öl vom Olivenbaum. Und mache daraus ein heiliges Salböl, ein Salböl, wie es der Salbenmischer bereitet, ein heiliges Salböl soll es sein."

Und weiter unten steht:

„Du sollst es auch sonst in der gleichen Mischung nicht herstellen, denn es ist heilig; darum soll es auch euch als heilig gelten."

Nachdenklich ging Gary in sein Labor und erwog die Worte der Bibel in seinem Herzen. Intuitiv nahm er Bibelöle aus seinem Regal und kreierte seine eigene, einzigartige Ölmischung, dem Gebot der Bibel folgend: „Du sollst es auch sonst in der gleichen Mischung nicht herstellen." Er fügte zu Zimt und Narde noch Weihrauch und andere Bibelöle hinzu, und widmete seine Kreation dem *Exodus* der Israeliten aus der Gefangenschaft. Mit seiner Fachkenntnis und Voraussicht erkannte Gary, dass er eine hervorragende Schutzmischung geschaffen hatte. Er sah wohl auch voraus, dass die Menschheit sich bald auf den Weg in eine neue Zukunft machen und dabei den Schutz der uralten Bibelöle dringend benötigen würde.

Ölmischungen mit Kassia zeichnen sich durch ihre energetische Wirkung aus, die den menschlichen Organismus stärkt und belebt, um die Lebenskraft zu intensivieren. Photonen, auch als Sonnenteilchen bekannt, sind entscheidend für den Heilungsprozess. Ätherische Öle, insbesondere das scharffeurige Kassiaöl, bringen einen Wirbel an Photonen in den Körper ein, um die Zellen zu stimulieren und den Heilungsprozess anzuregen.

Fakten aus wissenschaftlichen Akten:

- **Hoher Phenylpropan-Gehalt**: Kassiaöl enthält 80 % Phenylpropan, das die elektromagnetische Frequenz erhöht und spirituelle wie körperliche Gesundheit fördert.

Weitere Öle mit hohem Phenylpropan-Gehalt: Gewürznelke (90 %), Basilikum (75 %), Muskatnuss (75 %) sowie Zimt (73 %).

- **Immunstimulierend**: Kassiaöl regt das Immunsystem
  an und unterstützt seit Jahrtausenden die Abwehr von
  Infektionen.

- **Vorsicht bei Hautirritationen:** Kassiaöl kann scharf
  sein und sollte nur in sehr kleinen Mengen, stark verdünnt, verwendet werden. Fußsohlen sind unempfind-
  licher, daher empfiehlt es sich, kräftige Öle (in Verdünnung) auf die Fußsohlen aufzutragen.

- **Verdauungsfördernd**: Gib einen Tropfen Kassiaöl in
  Tee oder Wasser, um eine gesunde Verdauung zu unterstützen.

- **Wärmend:** Kassiaöl entfaltet eine angenehme Wärme
  und wirkt bei Gelenk- und Muskelschmerzen.

- **Stimmungsaufhellend:** Nutze Kassiaöl zu Hause
  oder im Büro, um mit seinem Duft die Stimmung zu heben und eine positive Atmosphäre zu schaffen.

- **Hautpflegend:** Integriere Kassiaöl in deine Hautpflegeroutine, um seine Anti-Aging Vorteile zu nutzen.

- **Traditionelle Chinesische Medizin:** In der TCM wird
  Kassiaöl als natürliches Heilmittel gegen Durchfall,
  Übelkeit und Blähungen eingesetzt. Verdünne 1 Trop-
  fen mit Pflanzenöl und reibe das Öl auf den Bauch.

- **In der Aromaküche:** Kassiaöl kann wegen seines süßen und würzigen Aromas als Geschmacksverstärker beim Kochen und Backen verwendet werden.
- **Entspannend:** Ein paar Tropfen Kassiaöl im Badewasser (verdünnt mit einem Emulgator wie Salz oder Badegel) entspannt und transformiert Gefühle von Angst und Stress.

Wissenschaftliche Studien zu Kassiazimtöl

Kassiazimtöl, mit seinem intensiven, würzigen Aroma, bietet eine breite Palette möglicher gesundheitlicher Vorteile. Hier einige wichtige Erkenntnisse:

Antimikrobielle Eigenschaften von Kassiaöl

Eine Studie in der *Zeitschrift für Ethnopharmakologie* bestätigt die starken antimikrobiellen Effekte des Kassiaöls gegen Bakterien und Pilze. Eine andere Studie berichtete: "Kassia ätherisches Öl hat vielversprechende Ergebnisse als antimikrobielles Mittel gegen medikamentenresistente Bakterien gezeigt." – Studie von *BioMed Research International*

Kassiaöl und Entzündungen

Eine weitere Studie zeigt entzündungshemmende Eigenschaften des Kassiaöl, was es zu einem potenziellen Naturheilmittel macht.

Kassiaöl und Diabetes

Forschungen der Universität Hongkong weisen darauf hin, dass Zimtaldehyd im Kassiaöl den Blutzuckerspiegel erheblich senken und die Insulinsensitivität verbessern kann.

Durchblutungsförderung

Eine Studie in *Biochemie Open* zeigt, dass Kassiaöl die Durchblutung anregt und Symptome im Zusammenhang mit schlechter Durchblutung, wie kalte Hände und Füße, lindern kann.

In der Krebsbehandlung

"Kassiaöl hat potenzielle antikarzinogene Eigenschaften."
– *Journal of Ethnopharmacology*

Ein natürliches Konservierungsmittel

Laut *Journal Of Food Science* könnte das ätherische Öle *Cinnamomum cassia* zur natürlichen Konservierung von Lebensmitteln eingesetzt werden.

Antimikrobielle Eigenschaften

"Sein hoher Gehalt an Zimtaldehyd macht Kassiaöl zu einem hervorragenden natürlichen antimikrobiellen Mittel."
- *Journal Of Agricultural And Food Chemistry*

Pilzhemmende Wirkung

„Das ätherische Öl von *Cinnamomum cassia* zeigt anti-fungale Aktivität gegen Candida-Arten." – Studie veröffentlicht im *Journal of Medical Microbiology*

Anti-Aging Mittel

„Kassiaöl ist eine kraftvolle Anti-Aging-Komponente aufgrund seiner antioxidativen Eigenschaften." –*Journal of Essential Oil Research*

Viele weitere Studien sind auf www.pubmed.gov nachzulesen. (Siehe Anhang.)

"Bei der Verwendung von ätherischen Ölen wie Kassia geht es nicht nur um ihre aromatischen Eigenschaften; es geht darum, Balance in einer unausgeglichenen Welt zu finden."

Robert Tisserand

Interessante Fakten über Kassiaöl:

Aromatherapie mit Kassiaöl: Sein warmer Duft macht Kassiaöl in den kälteren Monaten beliebt, wenn wir nach wohltuender Wärme suchen. Traditionell wird es auch als natürliches Heilmittel gegen Erkältungen eingesetzt, da es den Körper wärmt und die Atemwege beruhigen kann.

Kassiaöl und Hautgesundheit: Kassiaöl enthält Zimtaldehyd, eine Verbindung mit entzündungshemmenden und antimikrobiellen Eigenschaften, die sich positiv auf die Hautgesundheit auswirken.

Kassiaöl und das Immunsystem: Dank seiner antimikrobiellen Eigenschaften trägt Kassiaöl zu Stärkung des Immunsystem bei und kann Infektionen abwehren.

Kassiaöl und die Stimmung: Der beruhigende Duft von Kassiaöl verbessert die Stimmung, reduziert Stress, schafft eine entspannte Atmosphäre und fördert das geistige Wohlbefinden.

Kassiaöl ist ein starkes Antioxidans: Mit seinem hohen Anteil an Antioxidantien kann Kassiaöl Zellschäden verhindern oder verlangsamen. Dadurch wird es als Anti-Aging-Mittel geschätzt, das oxidativem Stress entgegenwirkt.

Kassiaöl ist ein wärmendes Öl: Seine wärmende Wirkung auf der Haut macht es in der Aromatherapie beliebt, da es die Durchblutung fördern, Beschwerden wie Gelenk- und Muskelschmerzen sowie Erkältungen lindern kann.

Traditionelle Chinesische Medizin nutzt Kassiaöl: Seit Jahrtausenden wird es in der TCM eingesetzt, unter anderem bei Verdauungsproblemen, Menstruationsbeschwerden und zur Stärkung des Herz-Kreislauf-Systems.

Kassiaöl in der Lebensmittelindustrie: Kassiaöl wird aufgrund seines süßen und würzigen Aromas gerne als feiner Geschmacksstoff in Süßigkeiten, Desserts und Getränken verwendet und verleiht Speisen eine exotische Note.

Kassiaöl in der Parfümindustrie: Mit seinem intensiven, süßen und würzigen Aroma ist Kassiaöl eine gefragte Herznote in Parfüms. Es verleiht Düften Tiefe und einen langanhaltenden, warmen, exotischen Charakter

Weitere wissenschaftliche Forschungen:

- **Kassiaöl als antimikrobielles Mittel**: Eine Studie in der *Zeitschrift für Ethnopharmakologie* zeigt die starken antimikrobiellen Eigenschaften dieses Öls, das Bakterien und Pilze wirksam hemmt und als natürliche Alternative zu synthetischen Antibiotika dient.

- **Kassiaöl zur Diabetes-Behandlung**: Forscher fanden heraus, dass Zimtaldehyd im Kassiaöl den Blutzuckerspiegel reguliert und die Insulinsensitivität erhöht, was bei Typ-2-Diabetes hilfreich sein kann.

- **Kassiaöl zur Schmerzlinderung**: Eine weitere Studie belegt die schmerzlindernde Wirkung des Kassiaöls, wodurch es als natürliches Schmerzmittel eingesetzt werden könnte.

- **Antimikrobielles Mittel gegen Bakterien**: Studien bestätigen, dass Kassiaöl wirksam gegen Bakterien wie *E. coli* und *Staphylococcus aureus* ist und eine natürliche Alternative zu synthetischen antimikrobiellen Mitteln darstellt, insbesondere angesichts steigender Antibiotikaresistenz.

- **Kassiaöl in der Kosmetik:** In der Schönheitsbranche wird Kassiaöl aufgrund seiner antimikrobiellen und entzündungshemmenden Eigenschaften in Hautpflegeprodukten verwendet. Es sollte jedoch stets verdünnt und bei empfindlicher Haut vermieden werden.

Die Kunst der Duftmedizin:
So nutzt du Kassia optimal

- **Verdünnung:** Verdünne Kassiaöl immer vor der Anwendung auf der Haut, um mögliche Reizungen zu vermeiden.

- **Entspannender Duft:** Der warme, beruhigende Duft eignet sich gut in der Aromatherapie zur Förderung von Entspannung und Ruhe.

- **Fußmassage:** Bei kalten Füßen und Durchblutungsstörungen, reibe 1 Tropfen, verdünnt mit Massageöl, auf die Fußsohlen.

- **Entspannungstrunk:** Gib 1 Tropfen in den heißen Gute-Nacht-Tee zur Beruhigung.

- **Entspannungsbad:** Füge 1-3 Tropfen in das abendliche Bad, um zur Ruhe zu kommen.

- **Stressreduzierung:** Verneble ein paar Tropfen in deinem Aroma-Diffuser, um Stress abzubauen; auch bei Depressionen und Angstzuständen fördert es die innere Balance.

- **In der Küche:** Verwende Kassiazimt sparsam als Gewürz. Oft reicht 1 Tropfen genügt und manchmal verlangt das Rezept nach ½ Tropfen – tauche hierfür einen Zahnstocher ins Fläschchen und rühre damit die Speisen um.

- **Haushaltsreinigung:** Gib 1 Tropfen Kassiaöl in hausgemachte Reinigungsprodukte und profitiere von den antibakteriellen Eigenschaften und dem angenehmen Duft.

- **Achtung:** Die Verwendung dieses starken Öls ist bei schwangeren Frauen, Babys und Kleinkindern sowie bei Menschen mit bestimmten medizinischen Bedingungen zu meiden.

- **Vorsicht:** Natürlich vermeidet man die Verwendung von Kassiaöl in der Nähe der Augen oder anderer empfindlicher Bereiche. Beachte die *Richtlinien zur sichern Anwendung ätherischer Öle* im Anhang.

Wusstest Du?

Eine antike römische Beruhigungstechnik: Im antiken Rom wurde Kassiaöl auf interessante Weise genutzt, um Körper und Geist zu beruhigen. Soldaten erhielten vor Schlachten häufig eine Massage mit diesem Öl, um sie ruhig und fokussiert zu halten. Die Praxis war so verbreitet, dass die Nachfrage nach Kassiaöl zeitweise das Angebot überstieg.

Der große Kassiaöl-Raub: 2011 gelang es einer Gruppe von Dieben in Indien, über 500 Liter Kassiaöl aus einem Lagerhaus zu stehlen. Sie ersetzten das gestohlene Öl durch Wasser, um eine sofortige Entdeckung zu vermeiden. Der Betrug kam erst ans Licht, als Kunden sich über die Qualität des Öls beschwerten.

Kassiaöl im Weltraum: Die NASA führte einmal ein Experiment durch, bei dem sie verschiedene Arten von ätherischen Ölen, einschließlich Kassiaöl, ins All schickte, um ihre Auswirkungen auf die psychische Gesundheit der Astronauten zu untersuchen. Die Ergebnisse zeigten, dass der Duft von Kassiaöl die Stimmung verbesserte und das Heimweh der Astronauten minderte.

Kassiaöl und Gewichtsverlust: Eine japanische Studie ergab, dass Teilnehmer, die täglich geringe Mengen Kassiaöl einnahmen, im Vergleich zu denen, die dies nicht taten, einen signifikanten Fettverlust verzeichneten. Dieses unerwartete Ergebnis weckte Interesse als mögliches Hilfsmittel von Kassiaöl zur Gewichtskontrolle.

Die Kassiaöl-Diät: 2010 wurde ein Diätbuch zum Abnehmen mit Kassiaöl zum Bestseller. Die Diät war jedoch umstritten und Gesundheitsexperten stellten ihre Wirksamkeit und Sicherheit infrage.

Das Kassiaöl-Feuer: 2002 brach in einer Fabrik in China, die Kassiaöl produzierte, aufgrund unsachgemäßer Lagerungsverfahren ein Feuer aus. Das Feuer brannte aufgrund der leicht entflammbaren Eigenschaften des Öls mehrere Tage lang und verursachte erhebliche Schäden.

Das Kassiaöl-Parfüm: Ein berühmter französischer Parfümeur kreierte im 19. Jahrhundert ein einzigartiges Parfüm mit Kassiaöl als einer seiner Hauptbestandteile. Das Parfüm war so beliebt, dass es von europäischen Monarchen geschätzt wurde.

Kassiazimt

Lateinischer Name: *Cinnamomum cassia*
Botanische Familie: *Lauraceae*
Standort: China, Sri Lanka, ganz Südostasien

Extraktionsmethode: Dampfdestillation aus Blättern, Zweigen und Rinden
Hauptbestandteile: Aldehyde (75-85 %), Phenole (4-10 %), Cumarine (6-9 %)

Historische Nutzung: Bestandteil des heiligen Salböls; in der Bibel wird empfohlen, das Trinkwasser mit Zimt zu versetzen, um sich vor schädlichen Krankheitserregern zu schützen. Verbreitet in der traditionellen chinesischen Medizin.

Medizinische Eigenschaften: Antimikrobiell, antiviral, antibakteriell (selbst bei Tropenkrankheiten), antifungal, stärkt das Immunsystem, unterstützt die Verdauung, stimmungsaufhellend, gerinnungshemmend. Zimt wärmt und erweitert die Gefäße, lässt den Blutdruck sinken, stabilisiert den Kreislauf und ist durchblutungsfördernd.

Verwendung: In Lebensmitteln als Gewürz; in aromatischen Mischungen

Duftwirkung: Süß, scharf, wärmend, stimulierend

Anwendung: Verdünnt auftragen oder aromatisch verwenden.

Myrrhe – Das Mutteröl

*„Ich habe mein Lager mit Myrrhe besprengt,
mit Aloes (Sandelholz) und Zimt."*

Sprüche 7:17

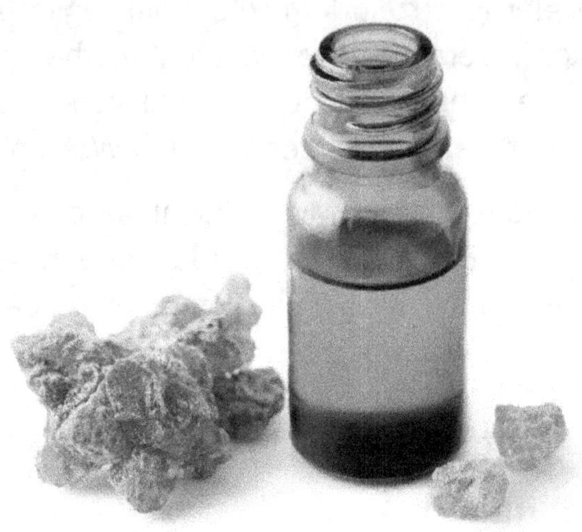

Myrrhe (*Commiphora myrrha*), in der Bibel auch als Stakte bekannt, ist ein Weihrauchgewächs der Familie der *Burseraceae* und stammt aus Somalia. Das ätherische Öl wird durch Dampfdestillation vom Harz des Myrrhebaums gewonnen und verströmt einen starken, rauchartigen, balsamischen Duft. Myrrhe wirkt reinigend, erholsam und belebend.

„Ich habe mein Lager mit Myrrhe besprengt" – dieser Vers stammt aus dem Mund einer verführerischen Frau, die die Wirkung dieses Duftes gezielt für ihre Zwecke einzusetzen wusste. Myrrhe ist tatsächlich auch als Aphrodisiakum bekannt.

Wie wir bereits aus der Genesis Geschichte von Joseph in Genesis gehört haben, wurde er zum Preis von Balsam und Myrrhe in die ägyptische Gefangenschaft verkauft. Jahre später waren es genau diese beiden ätherischen Öle, die seine Brüder mitbrachten, um in Ägypten mitb Getreide zu kaufen. (Genesis 43:11)

Auch Esther, die Braut des Königs, unterzog sich sechs Monate vor der Hochzeit dem Ritual der täglichen Salbung, zu dem unter anderem Spezereien von Myrrhe gehörte. Der Duft von Myrrhe schenkte ihr ein Gefühl von Geborgenheit und Selbstvertrauen. War Esther doch ein Waisenkind.

Interessanterweise war Myrrhe nicht nur das erste ätherische Öl, das in der Bibel erwähnt wurde, sondern auch das letzte, das Jesus bei der Kreuzigung gereicht wurde. (Offenbarung 18:13) Myrrhe wird insgesamt 156-mal erwähnt und ist damit das meist zitierte ätherische Öl in der Heiligen Schrift erwähnt und ist damit das meistzitierte Öl in der Bibel.

Anwendungen:

Einst: Seit mindestens 4.000 Jahren spielt Myrrhe im Leben der Menschen eine wichtige Rolle. Sie war Bestandteil des heiligen Salböls, das den Geist auf das Göttliche ausrichtete und Ruhe und Frieden in ein gestresstes Leben brachte. Dank der reichhaltigen Sesquiterpen-Verbindungen wirkt Myrrhe direkte auf den das emotionale Zentrum im Gehirn.

Myrrhe fand auch als Schutz und Hilfe bei Geburten Anwendung, um Mutter und Kind emotional zu verbinden. Als Entbindungsöl wurde es vor der Geburt als Antiseptikum auf das Perineum aufgetragen, um das Gewebe elastischer zu machen. Nach der Geburt desinfizierte man damit die Nabelschnur und die Mutter nutzte es gegen Dehnungssteifen. Mit ihren schützenden und hautregenerierenden Eigenschaften wurde Myrrhe auch zum ersten Sonnenschutzöl.

Heute: Auch heute wird der Duft der Myrrhe zur Unterstützung von Meditation und spiritueller Anhebung genutzt. Die hautfreundlichen Eigenschaften des Myrrheöls finden Anwendung in der Hautpflege sowie in Zahn- und Mundpflegeprodukten.

Der heilige Duft von Myrrhe

Einst lebte in der antiken ägyptischen Tempelstadt Theben die ehrwürdige Hohepriesterin Amunet. Bereits zu Lebzeiten wurde sie als Göttin des Himmels und der Luft verehrt und war bekannt für ihre Weisheit und ihre heilenden Fähigkeiten. Menschen reisten von weit her, um ihren Rat zu suchen und ihren Segen zu empfangen.

Amunet hatte ein besonderes Heilmittel in ihrer Kammer – Myrrhe, ein Öl, das sie über alle anderen schätzte. Der erdende und zugleich anhebende, balsamisch-süße Duft dieses Öls setzte Naturkräfte frei, die die Haut wundersam pflegten. Falten glätteten sich, trockene Haut wurde samtweich und strahlend. Myrrhe galt schon damals als ‚das‘ Öl für jugendlich gesunde Haut – und ist es bis heute geblieben.

Jeden Morgen begann Amunet ihren Tag, indem sie sich mit Myrrheöl salbte. Während sie das dickflüssige, duftende Öl in ihre Haut einmassierte, verspürte sie eine tiefe Ruhe, die sie eng mit dem Göttlichen verband und ihr spirituelles Bewusstsein stärkte und anhob.

Eines Tages suchte eine junge Frau namens Leah Amunet auf, um Hilfe gegen Stress und Unruhe zu finden, die sie seit Monaten plagten. Trotz zahlreicher

Ratschläge und verschiedener Ansätze war keine Linderung in Sicht.

Amunet führte Leah in eine kleine Kammer. Schwaden von aromatischem Rauch aus brennendem Myrrheharz umhüllten sie sofort. „Göttin des Himmels und der Luft," dachte Leah ehrfürchtig und verneigte sich tief. Während sie den beruhigenden Duft einatmete, erklärte Amunet, dass Myrrhe schon seit biblischen Zeiten zur Linderung von Unruhe verwendet wurde.

Sie überreichte Leah ein kleines Fläschchen mit ätherischem Myrrheöl, gemischt mit Olivenöl, und gab ihr genaue Anweisungen für die abendliche Anwendung:

"Reibe diese Mischung auf deine Füße," sagte Amunet sanft. "Die Wärme deines Körpers wird helfen, sein beruhigendes Aroma freizugeben." Lächelnd entließ die Hohepriesterin die junge Frau und sah bereits ihre Genesung voraus.

Leah befolgte Amunets Rat gewissenhaft; innerhalb weniger Tage war sie wie verwandelt. Ihre Augen strahlten, ihr fröhliches Singen war weithin zu hören. Stress und Unruhe fielen von ihr ab und sie genoss die friedlichen Nächte mit tiefem Schlaf, die sie so lange vermisst hatte.

Myrrhe beschränkte sich jedoch nicht nur auf die Behandlung von Unruhe und Hautproblemen; ihre Kraft reichte weiter. Amunet nutzte das Öl, um den Tempel täglich und besonders vor religiösen Zeremonien energetisch zu reinigen. Sie wusste, dass sein Aroma die Luft von negativen Energien reinigte und einen heiligen Raum für die Anbetung schuf.

Auch die Besucher des Tempels waren von der göttlichen Atmosphäre tief berührt, und so öffneten sie ihr Herz dem Göttlichen.

So spielte Myrrhe eine zentrale Rolle in Amunets Leben und heiligem Amt als Hohepriesterin. Die vielseitigen Anwendungsmöglichkeiten machten Myrrheöl zu einem unverzichtbaren Bestandteil ihres Alltags und der antiken Kultur.

Wenn wir heute den Duft der Myrrhe einatmen, erinnern wir uns an die lange Geschichte des kostbaren Öls und seine heilenden Eigenschaften. Noch heute können wir von seinen beruhigenden Wirkungen profitieren, indem wir es in unsere täglichen Rituale einbauen, genau wie Amunet, die Hohepriesterin aus Theben, tat.

Wichtigste Erkenntnis: Myrrheöl mag heute nicht mehr so selten oder kostbar sein wie zu biblischen Zeiten, doch sein Wert bleibt unverändert. Es bietet Trost und Heilung und ist ein mächtiges Werkzeug für körperliches und spirituelles Wohlbefinden für jene, die es weise nutzen.

Myrrhe – Kostbarer als Gold

Myrrhe in der Kosmetik:

Myrrheöl wird aufgrund seines einzigartigen, warmen und leicht würzigen Duftes oft in der Kosmetikindustrie verwendet, beispielsweise in Parfüms, Lotionen und Seifen. Da Myrrhe für ihre begehrten hautverjüngenden Eigenschaften bekannt ist, findet man sie auch in Anti-Aging-Hautpflegeprodukten. Ein Tropfen Myrrheöl, in ein Bio-Gesichtspflegeprodukt eingerührt, bereichert die Pflege und schenkt den heilenden Duft dieses kostbaren Öls.

Antike Handelsroute: Der Myrrhepfad

In der Antike war Myrrhe so wertvoll und begehrt, dass eigens eine Handelsroute – der Myrrhepfad – für ihren Transport eingerichtet wurde. Diese Route erstreckte sich über mehr als 2.000 Meilen (rund 3.200 Kilometer) von der südlichen Arabischen Halbinsel bis zum Mittelmeer und diente auch dem Handel mit anderen kostbaren Gütern wie Weihrauch und Gewürzen.

Myrrhe in der Medizin: Ein altes Heilmittel

Myrrhe ist seit jeher ein fester Bestandteil der traditionellen Medizin. Die alten Ägypter nutzten das Myrrheöl zur Einbalsamierung, während die Griechen es als Antiseptikum zur Wundreinigung für Soldaten einsetzten. Auch heute wird Myrrheöl weltweit geschätzt und für seine gesundheitlichen Vorteile genutzt. Es besitzt starke entzündungshemmende und schmerzlindernde Eigenschaften und wird in der Aromatherapie wegen seiner beruhigenden und entspannenden Wirkungen verwendet.

Myrrhe in der Religion: Ein Geschenk für Götter und Könige

Myrrhe nimmt in vielen großen Religionen einen wichtigen Platz ein. Im Christentum ist sie als eines der Geschenke bekannt, die die Drei Weisen aus dem Morgenland dem Jesuskind darbrachten. Im alten Ägypten fand Myrrhe Verwendung in religiösen Zeremonien und wurde oft in den Gräbern der Pharaonen gefunden. Auch die Griechen und Römer nutzten Myrrhe in ihren rituellen Handlungen.

Die besten Myrrhe-Tipps:

- **Herzöffnung:** Massiere dein Herzchakra (Brustmitte) mit Myrrheöl, um dich in liebevoller Energie eingehüllt zu fühlen. Dieses ätherische Öl schützt vor schädlichen Einflüssen und hält das Herz offen.

- **Massage:** Verwende Myrrheöl für eine entspannende Nackenmassage, um loszulassen und das Bedürfnis nach Kontrolle zu verringern. Kontrollfreaks haben oft ein Problem mit dem Nicht-Vertrauen-Können und Loslassen und haben häufig eine verspannte Nackenmuskulatur.

- **Atmung:** Atme den Duft des Myrrheöls tief ein, emotionale Balance und Wohlbefinden zu fördern.

- **Gesichtspflege:** Mische einen Tropfen Myrrheöl in deine Bio-Gesichtscreme für Anti-Aging-Pflege und zur Reduktion von Falten. Myrrhe dient zudem als natürliches Konservierungsmittel in Kosmetika.

- **Verdünnung:** Verdünne Myrrheöl stets mit einem Trägeröl, bevor du es auf die Haut aufträgst, um Reizungen zu vermeiden.

- **Lagerung:** Bewahre das Myrrheöl an einem kühlen, dunklen Ort auf, um Wirksamkeit und Haltbarkeit zu sichern.

- **Mundgesundheit:** Mische einen Tropfen Myrrhe- und einen Tropfen Pfefferminzöl in Wasser für eine natürliche Mundspülung, die bei Zahnfleischerkrankungen und oralen Infektionen wie Gingivitis und Parodontitis unterstützend wirkt.

- **Stressreduktion:** Integriere Myrrheöl in deine Meditations- oder Yoga-Praxis und genieße seine erdende und beruhigende Wirkung.

- **Wundepflege:** Nutze Myrrheöl für kleinere Schnitte und Verbrennungen, um die Heilung zu unterstützen und Infektionen durch seine antimikrobiellen und antiseptischen Eigenschaften zu verhindern.

- **Parfüm:** Myrrheöl ist für seinen warmen, erdigen Duft geschätzt und ein beliebter Bestandteil vieler luxuriöser Parfüms – eine Tradition, die sich bis in die Antike zurückverfolgen lässt.

- **Hautpflege:** Aufgrund seiner entzündungshemmenden und antioxidativen Eigenschaften ist Myrrheöl ein wertvoller Bestandteil moderner Hautpflegeprodukte.

Durch regelmäßige Anwendung dieses alten Heilmittels lässt sich die Abwehrkraft deines Körpers stärken und das Risiko für Infektionen und Schmerzen mindern.

Im Folgenden findest du eine Übersicht über wissenschaftliche Studien zu Myrrhe und ihren gesundheitlichen Vorteilen.

Was die Wissenschaft über Myrrheöl weiß

Myrrheöl und Schmerzlinderung

Eine in der *Zeitschrift für Medizinische Ernährung* veröffentlichte Studie fand heraus, dass Myrrheöl analgetische Eigenschaften hat und als natürliche Alternative zu herkömmlichen Schmerzmitteln dienen könnte. Laut *Scientific Reports* wirkt Furanoeudesma-1,3-dien, ein Hauptbestandteil des Myrrheöls, über die Opioidrezeptoren im Gehirn und reduzieren somit Schmerzen.

Myrrheöl und Hautgesundheit

Laut der *Zeitschrift für Traditionelle und Komplementärmedizin* fördert Myrrheöl die Wundheilung und reduziert Entzündungen, wodurch es als Naturheilmittel für kleine Schnitte und Wunden geeignet ist.

Antibakterielle Eigenschaften

Eine Studie in der *Internationalen Zeitschrift für Zahnmedizin* fand heraus, dass Myrrheöl schädlichen Bakterien im Mund entgegenwirken kann und somit als natürliches Antiseptikum zur Mundpflege dienen könnte.

Entzündungshemmende Eigenschaften

Eine Veröffentlichung in der *Zeitschrift für Entzündungsforschung* hebt hervor, dass Myrrheöl seit jeher spirituelle und medizinische Bedeutung hat. Es reduziert Entzündungen und lindert körperliche Beschwerden.

Hautregenerierende Eigenschaften

Laut dem *Phytomedicine Journal* können die antimikrobiellen Eigenschaften von Myrrhe gegen Propionibacterium-Arten, die Akne verursachen, hilfreich sein.

Antioxidative Eigenschaften

Das *American Journal of Food Technology* bestätigt, dass Myrrheöl starke antioxidative Aktivitäten zeigt, die freie Radikale neutralisieren und so die Zellen schützen.

Antikarzinogene Eigenschaften

Myrrheöl wurde auf sein mögliches Anti-Krebs-Potential untersucht. Einige Forschungen legen nahe, dass es helfen könnte Krebszellen abzutöten, was eine faszinierende Entwicklung in der Welt der medizinischen Wissenschaft darstellt. – *Phytotherapy Research*

"Myrrheöl hat potenzielle krebsbekämpfende Eigenschaften." – Weihrauch und Myrrhe unterdrücken Entzündungen durch Regulation des metabolischen Profilings und des MAPK-Signalwegs. - *Scientific Reports.*

Antimikrobielle Wirkung

Laut einer in der *Zeitschrift für Lebensmittel- und Arznei-mittelanalyse* veröffentlichten Studie zeigt Myrrheöl eine starke antimikrobielle Aktivität gegen verschiedene Bakterienstämme. Dies macht es zu einem wirksamen Mittel gegen Infektionen und zur Förderung des allgemeinen Wohlbefindens.

Wusstest Du?

Überlebensmechanismus des Myrrhebaums: Der Myrrhebaum ist für seine Fähigkeit bekannt, selbst unter den härtesten Wüstenbedingungen zu überleben. Sein Geheimnis? Er produziert ein Harz – die kostbare Myrrhe –, das Feuchtigkeit einschließt und ihn so vor dem Austrocknen schützt. ein faszinierendes Beispiel für die Überlebenskraft und Anpassung der Natur!

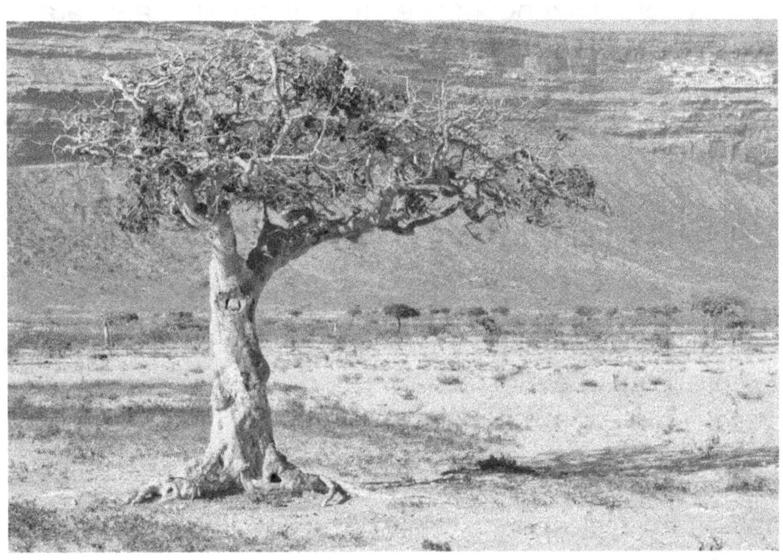

Myrrhe

Lateinischer Name: *Commiphora myrrha*

Botanische Familie: *Burseraceae*

Standort: Somalia, Äthiopien, Indien, Jemen

Extraktionsmethode: Wasserdampfdestillation aus dem Harz

Hauptbestandteile: Sesquiterpene (55-75 %), Furanoide (20-27 %), Ketone (15-20 %)

ORAC: 379.800 µTE/100g

Historische Nutzung: In alten Kulturen als Räucherstoff und Heilmittel verwendet; erwähnt im Ebers Papyrus (16. Jh. v. Chr.). Die Araber verwendeten Myrrhe bei Hautproblemen. In der Hildegardmedizin (Hildegard von Bingen,1098-1179) erwähnt.

Medizinische Eigenschaften: Kraftvoll antioxidativ, antikarzinogen, entzündungshemmend, antiviral, antiparasitär, schmerzlindernd, adstringierend

Verwendung: Hautpflegeprodukte, Aromatherapie; bei Diabetes, Krebs, Hepatitis, Pilzinfektionen (Candida, Ringwürmer, Ekzeme), Zahn/Zahnfleischinfektionen, Hautproblemen (rissige Haut, Falten, Dehnungsstreifen) und für die Schilddrüse.

Duftwirkung: Balsamisch, harzig, erdig, würzig, erdend, spirituell anhebend.

Anwendung: Verdünnt äußerlich auftragen oder aromatisch verwenden.

Myrte – das Sinnbild für Liebe

Nehemiah 8:15

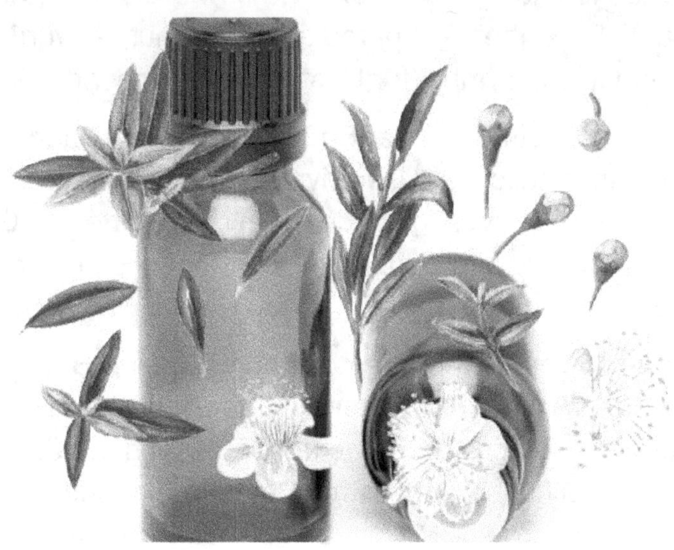

Myrte (*Myrtus communis*) gehört zur botanischen Familie der Myrtengewächse (*Myrtaceae*) und wird von den Blättern des Myrtenstrauches durch Dampfdestillation gewonnen. Der Hauptbestandteil, alpha-Pinen (45-60 %), verleiht diesem Öl ein inspirierendes, aufrichtendes und leicht euphorisierendes Aroma – hell und frisch.

Doch die Myrte ist nicht nur wegen ihres ätherischen Öls wertvoll. Wie Zypresse und Zedernholz verbreiten auch Myrtengewächse ihren Duft im ganzen Haus und werden seit jeher für Baumaterialien geschätzt.

In Esther 2:7 lesen wir, dass Myrte Teil ihrer Vorbereitung auf die Hochzeit mit dem König war. In diesem Bibelvers wird Esther „Hadassa" genannt, das hebräische Wort für Myrte, was symbolische Bedeutung dieser Pflanze für Liebe und Reinheit unterstreicht.

Anwendungen:

Einst: In der Antike war der Myrtenbaum den Göttinnen geweiht. Die Himmelsmutter Marienna sowie die Göttinnen der Liebe und Schönheit – Aphrodite und Venus – wurden mit Myrtengaben als Symbol für Unsterblichkeit geehrt.

Der Myrtenkranz im Haar der Braut symbolisierte Liebe, Reinheit und Jungfräulichkeit. Der Myrtenstrauch galt als Sinnbild für Frieden und Gerechtigkeit und sein Öl förderte das Gleichgewicht zwischen männlichen und weiblichen Energien sowie die innere Harmonie.

Heute: Auch heute sieht man gelegentlich eine Braut mit einem Myrtenkranz im Haar. Der Duft des lieblichen Myrtenöls wird durch tiefes Einatmen aus dem Fläschchen oder mit einem Aroma-Diffuser genossen. Seine reine und friedliche Energie lädt dazu ein, Myrtes Symbolkraft von Reinheit und Harmonie in das eigene Leben zu integrieren.

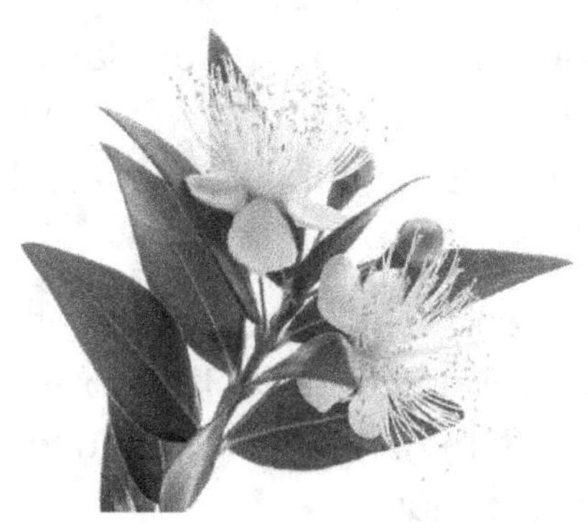

Myrte - Der Duft der Liebe

Einst traf ich eine freundliche, orientalische Frau in der Altstadt Wiens. Ihr kleines Geschäft lag versteckt in einer der malerischen Gassen, wo die Sonne sanft auf die alten, kunstvoll verzierten Fassaden schien. Das Kopfsteinpflaster glänzte im Tageslicht, und die Fensterläden der umliegenden Läden und Cafés waren einladend geöffnet. Der zarte Duft von Gewürzen und kostbaren Ölen strömte aus ihrem Laden und vermischte sich mit den Gerüchen der Stadt, die eine Atmosphäre von historischem Charme und kultureller Vielfalt verströmte.

Mira war eine wahre Expertin für Düfte und ihr kleiner Laden war eine Schatzkammer duftender Öle und Räucherstäbchen. Ihre Kenntnis der Öle, ihrer Ursprünge und ihrer biblischen Bedeutung war tief und beeindruckend. Mit einem sanften Lächeln hielt sie mir ein Fläschchen hin und sagte: „Das ist Myrtenöl." Der Duft war belebend und sanft zugleich. „Dieses Öl ist nicht nur wegen seines süßen Aromas so besonders", fügte sie hinzu, „es trägt eine tiefe Symbolik in sich, die weit zurückreicht." Ihr weihevoller Ton zog mich in ihren Bann.

„In alten Zeiten," erklärte Mira, „wurden Myrtenzweige während religiöser Zeremonien als Symbole des Friedens und der Liebe geschwenkt. Während des Laubhüttenfestes feierten die Menschen mit Myrtenzweigen und anderen Zweigen den Segen Gottes." Ihre Augen glänzten, und ich sah, dass diese Symbolik für sie weit mehr war als bloße Geschichte – es war eine gelebte Lebensphilosophie, es war Liebe. Sie blickte verträumt in die Ferne und ließ ihren Erinnerungen freien Lauf.

Vorsichtig fragte ich Mira, warum ihr Myrtenöl so am Herzen lag. Ihre Augen leuchteten, als sie an ihre Kindheit dachte: „Zu meinem dreizehnten Geburtstag schenkte mir meine Großmutter ein kleines Fläschchen Myrtenöl", begann sie leise, „und sagte mir, dass, genau wie der Duft jeden Raum erfüllt, in dem er sich verbreitet, auch die Liebe mein Leben durchdringen und jeden Menschen berühren möge, dem ich begegne." Nach einer Pause fügte Mira hinzu: „Meine Großmutter nahm mich in ihre Arme, hielt mich fest, als wollte sie mich nie wieder loslassen, und flüsterte sanft: ‚Genau wie der süße Duft bleibt, selbst wenn die Quelle längst fort ist, so bleibt auch wahre Liebe bei uns – lange, nachdem wir uns von unseren Lieben verabschiedet haben.'"

Mira hielt inne, und ihre Augen glänzten im Licht, als sie in die Ferne blickte. Es lag etwas Unausgesprochenes in der Luft, eine Erinnerung voller Wärme und Schmerz, und ich spürte, dass diese Worte der Großmutter die letzten waren, die Mira je von ihr gehört hatte. Ein stilles Nicken bestätigte meinen Gedanken, und die Liebe, die in dieser Erinnerung lag, erfüllte den Raum wie ein sanfter, bleibender Myrtenduft.

Von diesem Tag an war Mira für mich nicht nur eine Ladenbesitzerin, sondern eine Hüterin von Erinnerungen, eine Botschafterin der Liebe. Ihre Hände, die das Myrtenöl verkauften, schienen nicht nur zu geben, sondern auch zu segnen. Sie verstand es, wie kaum jemand sonst, durch die Düfte die Herzen der Menschen zu berühren und einen unauslöschlichen Eindruck zu hinterlassen. Sie lebte das Vermächtnis ihrer Großmutter und versuchte täglich danach zu leben: den Duft der Liebe zu verströmen – Liebe zu leben, die nachhaltig in Erinnerung bleibt.

Als ich den kleinen Laden verließ, trug ich nicht nur den Duft der Myrte mit mir hinaus, sondern auch die stille, kraftvolle Erinnerung an Miras Großmutter und die unvergängliche Weisheit ihrer Worte. Ich wusste, dass der Duft, der jetzt an meiner Kleidung haftete, nicht nur eine Erinnerung war, sondern eine Einladung, selbst Liebe und Licht zu verbreiten – überall dort, wo mein Weg mich hinführen würde.

Möge uns der süße, warme Duft der Myrte daran erinnern, dass jede Begegnung eine Chance ist, Spuren der Liebe zu hinterlassen, wie ein unvergänglicher Duft, der im Herzen bleibt, lange nachdem wir gegangen sind.

Haupterkenntnis: Die heiligen Öle in der Bibel sind nicht nur Substanzen, die für heilige Salbungen oder Heilungen verwendet wurden; sie tragen tiefe symbolische Bedeutungen, die unser heutiges Leben leiten können – Zum Beispiel Liebe zu verbreiten, wo immer wir hingehen.

"Die Natur selbst ist der beste Arzt."

- Hippokrates

Myrte, die zarte, weiße Blüte

Eine duftende Blüte mit kraftvoller Wirkung

Myrtenöl, ein eher seltenes, aber beeindruckendes ätherisches Öl, wird seit biblischen Zeiten wegen seiner heilenden und spirituellen Eigenschaften verehrt.

Aus den Blättern des Myrtenstrauchs (*Myrtus communis*), der in Afrika und Südeuropa wächst, gewonnen, wurde dieses duftende Öl oft in religiösen Zeremonien und Ritualen als reinigendes Element eingesetzt. Heute schätzt man es nicht nur für seine unterstützenden Eigenschaften bei der Atemwegsgesundheit, sondern auch in der Hautpflege und für das emotionale Wohlbefinden.

Myrtenöl, ein therapeutisches Öl

Die besonderen natürlichen Verbindungen in Myrtenöl können – darunter Cineol, Myrtenol, Pinene, Myrtanol, Linalool, Camphen und Geraniol – verliehen ihm kraftvolle therapeutische Eigenschaften.

- Es wirkt antiseptisch und beugt Infektionen vor.
- Als Expektorans hilft es Schleim zu lösen.
- Es wirkt abschwellend und reduziert Entzündungen.
- Das Öl ist beruhigend und fördert tiefe Entspannung.
- Seine antioxidative Kraft transformiert freie Radikale.
- Seine adstringierende Eigenschaft strafft Hautgewebe.

"Die Erde lacht in Blumen."

- Ralph Waldo Emerson

Myrte – Ein Juwel in der Hautpflege

Myrtenöl spielt eine wertvolle Rolle in der Hautpflege: Seine antimikrobiellen Eigenschaften helfen, Akne verursachende Bakterien abzuwehren, und seine adstringierende Wirkung strafft die Haut, was zu einem glatten und verfeinerten Hautbild führt.

Die antioxidativen Inhaltsstoffe neutralisieren schädliche freie Radikale und schützen so vor Falten und feinen Linien.

Das Myrtenöl in der Therapeutenpraxis

Eine in *Phytotherapy Research* veröffentlichte Studie bestätigte, dass das Einatmen von Myrtenöl beruhigende Wirkungen auf das Nervensystem hat, was es zu einem möglichen natürlichen Beruhigungsmittel macht. Diese Erkenntnisse zeigen das vielversprechendes Potential von Myrtenöl für die mentale Gesundheit. Der sanfte Myrtenduft kann sowohl für uns als auch für unsere Haustiere eine große Hilfe bei Angst und Unruhe sein und eine Atmosphäre der Gelassenheit schaffen.

Das solltest du jetzt tun:

- **Höchste Qualität:** Besorge dir hochwertiges ätherisches Myrtenöl von einer seriösen Quelle.

- **Hauttest:** Führe einen Hauttest durch, indem du verdünntes Myrtenöl auf deinen Unterarm aufträgst und über 24 Stunden auf mögliche Reaktionen achtest. Jeder Mensch ist einzigartig und reagiert anders, und spürt selbst am besten, was ihm guttut. Wir tragen Verantwortung für unser Wohlbefinden und kennen unsere Bedürfnisse am besten.

- **Für die Hautpflege:** Integriere Myrtenöl in deine Hautpflegeroutine, indem du einige Tropfen zu deiner regulären Feuchtigkeitscreme oder deinem Serum hinzufügst. Nutze ausschließlich Bio-Pflegeprodukte mit ätherischen Ölen, denn sie beginnen sogleich, synthetische Rückstände (Gifte) aus den Produkten zu lösen und zu entfernen – ein Prozess, der optimalerweise nicht auf deiner Haut stattfinden sollte.

- **Unterstützung für die Atemwege:** Verwende ätherisches Myrtenöl in einem Aroma-Diffuser oder gib einige Tropfen in heißes Wasser für eine Dampfinhalation. Beachte dabei, dass im Diffuser stets unverdünnte Öle verwendet werden, um das Gerät nicht zu verkleben.

- **Zeit für dich selbst:** Gestalte dein eigenes wohltuendes Öle-Ritual. Lass die Sorgen des Alltags mit dem Duft des Öls in die Ferne weiterziehen und erfreue dich an der Gegenwart – dem einzigen Ort, an dem du in direkter Verbindung mit dem Göttlichen bist.

Der duftende Myrtenstrauch

In der friedvollen Stadt Paphos auf Zypern besitzt Frau Eleni einen zauberhaften Kräutergarten. Während wir durch die üppigen Reihen frischer Kräuter und gepflegter Gemüsepflanzen schlenderten, fiel mein Blick wie magisch auf einen Strauch, dessen zarte, weiße Blüten wie ein duftender Schleier den ganzen Strauch bedeckten. Diese Blüten wirkten so fein und transparent, als wären sie aus hauchdünnem Seidenpapier, und ihr Duft war schlicht bezaubernd.

Eleni beobachtete mich lächelnd, als ich staunend vor diesem wunderschönen Strauch stehen blieb, der meine Sinne auf besondere Weise einnahm. „Das ist der *Myrtus communis*, die gewöhnliche Myrte," sagte sie sanft. „Ein immergrüner Strauch, bekannt für seine duftenden Blüten und die tief dunkelvioletten Myrtenbeeren." Sie erklärte mir, dass die Beeren, wenn sie vollreif sind, ein unverwechselbares Aroma entfalten, da man nicht nur pur genießen, sondern auch zu Marmeladen, Sirup oder Likör verarbeiten kann." In diesem Moment erinnerte ich mich daran, wie ich diese als Zutat in mediterranen Gerichten gesehen hatte – ein Hauch von Tradition und Geschmack in der Küche.

„Das ist also die Myrte aus den alten Überlieferungen, diese hochgeschätzte Heilpflanze!" ging es mir ehrfürchtig durch den Kopf. Aus diesen zarten, sternförmigen Blüten wird das Myrtenöl gewonnen, das schon in biblischen Zeiten verehrt wurde.

„Einige Myrtenarten," fügte Eleni hinzu, „haben kleinere, sternförmige Blüten und eignen sich wunderbar für den traditionellen Myrtenkranz im Haar der Braut. Andere, wie du sie hier siehst, haben größere Blüten haben, die fast an Hibiskusblüten erinnern."

Als ich meine Kräuterexpertin an jenem Tag verließ, hing der Duft der Myrtenblüten noch lange in meiner Erinnerung nach; ein Duft, der nicht nur die Sinne beruhigt, sondern auch Ängste transformiert und Stress löst. Er schenkt erholsamen Schlaf, hebt die Stimmung und verleiht der Haut einen klaren, jugendlichen Schimmer. Dieser zauberhafte Strauch und sein sanfter Duft blieben mir lange im Herzen – eine Erinnerung an die heilende, tröstliche Kraft der Natur.

Myrtenöl: Ein natürliches Heilmittel

Myrtenöl wird seit der Antike für seine therapeutischen Eigenschaften geschätzt. Die Griechen betrachteten es als heilig und nutzten es in religiösen Zeremonien, während Hippokrates es besonders für Atemwegsbeschwerden empfahl.

Die moderne Wissenschaft bestätigt diese altbewährten Überzeugungen. Zahlreiche Studien belegen, dass Myrtenöl starke antimikrobielle, entzündungshemmende und antioxidative Eigenschaften besitzt – insbesondere dank der enthaltenen Verbindungen wie Cineol und Myrtenol.

In einer Studie der Universität von Messina heißt es: "Ätherische Öle der Myrte zeigten eine signifikante antioxidative Aktivität," was ihre mögliche Wirkung gegen oxidativen Stress und damit verbundene Erkrankungen hervorhebt.

Wie kannst du nun das zarte, liebliche Myrtenöl, Sinnbild für Liebe und Reinheit, in dein Leben einbauen? Hier einige Vorschläge für dich:

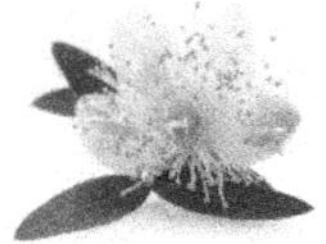

Myrtenöl in deinen Alltag integrieren

Myrtenöl lässt sich auf einfache Weise in dein Leben einbinden. Du kannst es aromatisch anwenden, indem du ein paar Tropfen in einen Aroma-Diffuser gibst, oder es äußerlich nutzen, wenn du es mit einem Trägeröl wie Kokos- oder Jojobaöl verdünnst.

Aromatisch angewendet, schenkt Myrtenöl ein Gefühl der Ruhe und unterstützt einen tiefen, erholsamen Schlaf. Es fördert zudem die Atemwegsgesundheit, was besonders für Menschen mit Atemwegsbeschwerden wohltuend sein kann.

Äußerlich aufgetragen, kann verdünntes Myrtenöl durch seine antimikrobiellen und entzündungshemmenden Eigenschaften die Haut beruhigen und bei Hautproblemen wie Akne helfen. Die antioxidativen Eigenschaften tragen zur Hautregeneration bei und können das Erscheinungsbild von Falten mildern.

Wenn Myrtenöl achtsam genutzt wird, bietet es wertvolle Vorteile für das Wohlbefinden - von der Atemwege bis zur Pflege der Haut und Förderung erholsamer Nächte. Es ist ein kostbares Geschenk, das wir an die weitergeben können, die wir besonders lieben. Lass dich an Mira und das unvergängliche Vermächtnis ihrer Großmutter erinnern – die tiefe Botschaft des Myrtenöls lebt im Herzen des Beschenkten weiter.

Myrte: Das Symbol für Liebe, Frieden und Unsterblichkeit

Myrte - Symbol der Liebe

Im antiken Griechenland wurde die Myrte mit Aphrodite, der anmutigen Göttin der Liebe, verbunden und war ein zentraler Bestandteil vieler Liebesrituale. Auch in Rom war sie als Opfergabe für die Göttin Venus geschätzt. Beide Göttinnen verkörperten Liebe, Schönheit und Fruchtbarkeit – und Myrtenzweige oder -kränze wurden oft bei Hochzeiten und festlichen Anlässen getragen, um Liebe und Glück für das Brautpaar zu symbolisieren.

Diese Verbindung mit den Göttinnen verlieh der Myrte eine besondere Würde und eine Aura des Erhabenen. Mit ihren dichten, grünen Blättern und zarten weißen Blüten strahlt die Pflanze Anmut und Reinheit aus. Die Blüten, jene mit fünf kleinen weißen Blütenblättern, umgeben von strahlenförmigen Blütenstängeln, tragen einen Hauch von Gelb – als ob sie einen Sonnenstrahl eingefangen hätten.

Diese Erscheinung lässt die Myrtenblüte wirken wie ein zarter Hochzeitsschleier – eine klassische, zeitlose Schönheit im Garten der Natur. Es ist kaum verwunderlich, dass Bräute sich am „schönsten Tag ihres Lebens" mit dieser sanften, an Reinheit erinnernden Blume schmücken, um die Essenz von Liebe und Unvergänglichkeit in ihren Tag einfließen zu lassen.

Myrte - Symbol der Unsterblichkeit

In der Antike war die Myrte nicht nur Symbol der Liebe, sondern auch Sinnbild für Unsterblichkeit. Ihr frischer, blumiger Duft begleitete Bestattungsriten und wies der heimkehrenden Seele den Weg in das ferne Land der Götter. So diente die Myrte als sanfter Führer ins Jenseits, um Trost zu spenden und den Übergang zu ehren.

Myrte - Symbol der Macht

Im Römischen Reich galt die Myrte auch als Zeichen von Wohlstand und sozialem Status. Kaiser und Adel schätzten sie für ihre symbolische Macht, und Myrtenkränze wurden oft bei Triumphzügen getragen, um militärische Siege zu feiern. Die Pflanze avancierte zum Zeichen von Autorität und Stärke, und Herrscher und hochrangige Beamte erhielten Myrtenöl als Ehrenbezeugung.

Heilende Kraft:
Medizinische Anwendungen von Myrtenöl

Myrtenöl beeindruckt mit seinen antimikrobiellen, adstringierenden und entzündungshemmenden Eigenschaften. Traditionell wurde es zur Linderung von Atemwegserkrankungen wie Bronchitis und Sinusinfektionen sowie bei Hautproblemen und Harnwegsinfektionen eingesetzt.

Neuere Forschungen zeigen zudem, dass Myrtenöl das Wachstum bestimmter Krebszellen hemmen könnte – eine vielversprechende Entwicklung in der medizinischen Forschung.

Wissenschaft entdeckt das Myrtenöl

Myrtenöl, das natürliche Destillat aus der Pflanze *Myrtus communis*, hat längst seinen Platz im Labor gefunden. Was sagen aktuelle wissenschaftliche Studien zu den möglichen gesundheitlichen Vorteilen dieses traditionellen Öls? Hier sind drei faszinierende Forschungsergebnisse.

Myrtenöl und Atemwegsgesundheit

Eine im Jahr 2011 im *Journal of Ethnopharmacology* veröffentlichte Studie zeigte, dass Myrtenöl bronchodilatatorische Effekte besitzt, die zur Entspannung und Erweiterung der Atemwege beitragen. Dieser Effekt könnte vor allem Menschen mit Atemwegserkrankungen wie Asthma oder Bronchitis zugutekommen.

Antimikrobielle Eigenschaften

Eine 2013 im *Journal of Medicinal Plants Research* publizierte Untersuchung stellte fest, dass Myrtenöl starke antimikrobielle Eigenschaften aufweist. Es wirkt gegen eine Reihe von Bakterien und Pilzen und könnte als natürliches Mittel bei mikrobiellen Infektionen dienen.

Antioxidative Kraft

In einer 2016 im *Journal of Food Science and Technology* durchgeführten Studie wurde die antioxidative Wirkung von Myrtenöl untersucht. Das Öl ist reich and Antioxidantien, die die Zellen vor Schäden schützen und möglicherweise das Risiko chronischer Krankheiten wie Herzerkrankungen und Krebs senken könnten.

Myrtenöl – Die Fakten

Uraltes Heilmittel: Myrte wird seit der Antike als Heilpflanze geschätzt und findet sich bereits im Ebers-Papyrus, einem der ältesten bekannten medizinischen Dokumente, das bis 1.500 vor Christus zurückreicht.

Kulinarische Verwendung: Myrtenbeeren verfeinern in der mediterranen Küche Fleischgerichte, Soßen und Desserts. Sie sind auch die Hauptzutat für den süßen Likör „Mirto", der auf Sardinien und Korsika beliebt ist.

Extraktion des ätherischen Öls: Myrtenöl wird durch Wasserdampfdestillation der Blätter, Zweige und Blüten gewonnen. Die Herstellung ist aufwendig und benötigt viel Pflanzenmaterial, was das Öl besonders wertvoll macht.

In der Aromatherapie: Wegen seines beruhigenden und erhebenden Dufts ist Myrtenöl in der Aromatherapie beliebt. Es soll positive Gefühle fördern und Stress abbauen.

Antimikrobielle Eigenschaften: Studien, wie die im *Journal of Ethnopharmakology*, bestätigen die starken antimikrobiellen Eigenschaften des Myrtehöls. Dies macht es zu einem wirksamen natürlichen Heilmittel zur Behandlung von bakteriellen und Pilzinfektionen und seine antiseptische Wirkung schützt Wunden vor Sepsis.

Entzündungshemmende Eigenschaften: Wissenschaftler an der Universität Messina haben in einer Studie festgestellt, dass Myrtenöl starke entzündungshemmende Eigenschaften besitzt. Es kann Entzündungen und Schmerzen reduzieren, die bei Beschwerden wie Arthritis oder Muskelverstauchungen auftreten.

Beruhigende Wirkung: Laut einer im *Phytotherapy Research* veröffentlichten Studie wirkt Myrtenöl beruhigend auf Geist und Körper. Sein Aroma fördert Entspannung und verbessert die Schlafqualität, was es besonders nützlich für Menschen mit Schlaflosigkeit oder stressbedingten Störungen macht.

"Du bist nicht nur ein Tropfen im Ozean.
Du bist der gesamte Ozean in einem Tropfen."

- Rumi

Myrtenöl Tipps für jeden Tag

- **Stimmungsaufhellend:** Greife zu Myrtenöl mit seinem erfrischenden Duft, um die Stimmung anzuheben und die Laune zu verbessern.

- **Hautregenerierend:** Verdünne Myrtenöl stets vor dem Auftragen auf die Haut, um mögliche Empfindlichkeiten zu vermeiden.

- **Schlaffördernd:** Bei Schlaflosigkeit hilft Myrtenöl im Aroma-Diffuser, die Schlafqualität zu verbessern.

- **Desinfizierend:** Um die Raumluft aufzufrischen, verwende eine Sprühflasche mit Wasser und ein paar Tropfen Myrtenöl, wenn kein Diffuser zur Hand ist.

- **Stress- und angstlösend:** Atme das Aroma direkt aus dem Fläschchen oder von einem Stück Stoff ein, um Gefühle von Stress oder Angst zu transformieren.

- **Entspannend:** Emuölgiere ein paar Tropfen Myrtenöl in Badegel oder Salz für ein beruhigendes Bad, das auch deiner Haut zugutekommt.

- **Stressreduzierend:** Mische einige Tropfen Myrtenöl mit einem Trägeröl für eine entspannende Massage und lasse den Alltagsstress einfach los.

- **Kombinierbar:** Für zusätzliche Beruhigung mische Myrtenöl mit anderen ätherischen Ölen wie Lavendel- oder Kamillenöl.

- **Adstringierend:** Füge einige Tropfen Myrtenöl in deine Hautpflegeprodukte ein für eine jugendlich strahlende Haut; das Öl wirkt adstringierend und regenerierend.

"Die Kunst des Heilens kommt von der Natur, nicht vom Arzt."

- Paracelsus

- **Wundheilung:** Myrtenöl wirkt als natürliches Antiseptikum und kann bei Wunden und Schnitten verwendet werden, um die Heilung zu unterstützen und das Erscheinungsbild von Narben verbessern.

- **Schilddrüsengesundheit:** Kurt Schnaubelt empfiehlt Myrtenöl zur Unterstützung der Schilddrüsenfunktion (aus *Die Heilkraft der ätherischen Öle*). Scott Johnson erklärt: „Die Verwendung von ätherischem Myrtenöl trägt zur Ausbalancierung der Hypothyreose bei." (*Evidence-Based Essential Oil Therapy*)

- **Immununterstützung:** Jean Valnet betont, dass Myrtenöl hilft, das Immunsystem zu unterstützen und Schutz vor Erkältungen bietet." (*Die Praxis der Aromatherapie*)

- **Unterstützung der Atemwege:** "Die Anwendung verdünnten essentiellen Myrtenöls auf der Brust vor dem Schlafengehen kann dazu beitragen, Symptome von Atemwegsproblemen zu reduzieren." (*Fortgeschrittene Aromatherapie,* Kurt Schnaubelt)

- **Haargesundheit:** Myrtenöl kann das Haarwachstum fördern, indem es die Durchblutung der Kopfhaut verbessert. Seine antiseptischen Eigenschaften helfen zudem gegen Kopfhautprobleme wie Schuppen und Läuse.

- **Immununterstützung:** Myrtenöl ist ein starkes, natürliches Heilmittel, das reich an Antioxidantien und entzündungshemmenden Verbindungen ist. Es unterstützt das Immunsystem und bietet Schutz vor schädlichen Bakterien und Viren.

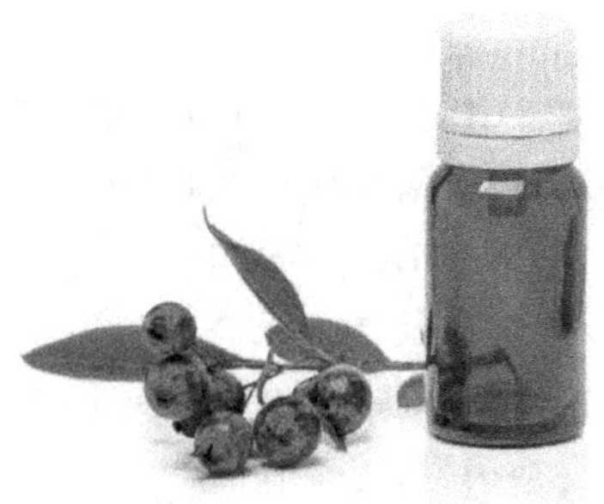

Wusstest Du?

Verwendung von Myrtenöl beim Kochen: In der mediterranen Küche wird Myrtenöl gerne genutzt. Auf Sardinien wird sogar jährlich ein "Myrtenfest" gefeiert, bei dem Gerichte mit Myrtenöl zubereitet und präsentiert werden. (Beachte dabei: Verwende nur ätherische Öle, die ausdrücklich für den Verzehr geeignet sind – dies muss am Etikett des Fläschchens vermerkt sein.)

Einsatz von Myrtenöl im Weltraum: Die NASA hat Berichten zufolge Myrte und Myrtenöl auf der Internationalen Raumstation erforscht. Ziel war es, die Auswirkungen der Schwerelosigkeit auf das Wachstum von Myrtenpflanzen und die Produktion von ätherischen Ölen zu untersuchen.

Ist es nicht bemerkenswert, dass Weltraumforscher die erstaunliche Wirkung der stärksten ätherischen Öle auf Körper, Emotionen und Geist genau kennen? Und doch bleibt dieses Wissen für viele Menschen auf der Erde oft ein unentdeckter Schatz.

Myrte

Lateinischer Name: *Myrtus communis*
Botanische Familie: *Myrtaceae*
Standort: Tunesien, Marokk
Extraktionsmethode: Wasserdampfdestillation aus Blättern
Hauptbestandteile: Oxide (31-48 %), Monoterpene (30-45 %), Ester (8-22 %)
ORAC: 25,400 µTE/100g

Historische Nutzung: Verwendet in der antiken Medizin, als Parfüm und bei Räucherungen

Medizinische Eigenschaften: Antimikrobiell, entzündungshemmend, antiseptisch, schleimlösend, hautpflegend

Verwendung: In Hautpflegeprodukten und der Aromatherapie zur Stressreduktion, zur Hebung der Stimmung und zur Belebung der Sinne

Duftwirkung: Frisch, klärend, leicht, süß

Anwendung: Verdünnt auftragen oder aromatisch verwenden

Onycha – „Der Weihrauch von Java"

2. Mose 30:34

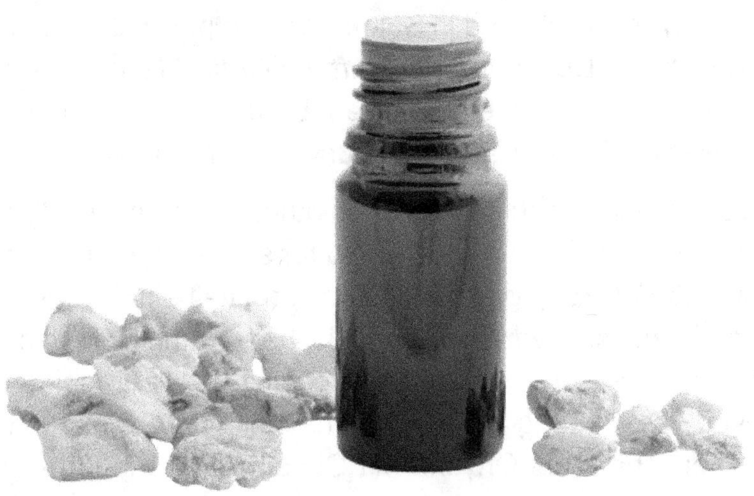

Das Harz von *Styrax benzoin*, besser bekannt als *Onycha* oder *Stakte*, wird in Indonesien gewonnen. *Stakte* ist eigentlich ein Sammelbegriff für dickflüssige Öle wie Onycha und Myrrhe. Onychaöl ist ein Absolue, das besonders dickflüssig ist und daher als Fixativ für andere, leichter flüchtige Öle dient. Es verleiht Mischungen eine tiefe, erdige Basisnote, die lange anhält und die anderen Duftnoten intensiviert.

Onycha – „Der Duft der Göttlichkeit"

In antiken Kulturen spielte Onycha eine besondere Rolle in religiösen Räucherzeremonien und symbolisiert Reinheit und Heiligkeit!

Onycha, das aus der botanischen Familie der Storaxgewächse (*Styracaceae*) stammt, besteht zu 60-70 % aus Coniferylbenzoat und enthält Vanillinaldehyd, das ihm eine liebliche, sanfte Vanillenote verleiht.

Anwendungen:

Einst: Onycha wurde in biblischer Zeit zu gleichen Teilen mit Myrrhe, Galbanum und Weihrauch im *Ketoreth* (dem Tempel-Weihrauch) vermischt und in Salomons Tempel zu Jerusalem geopfert. Dieser Duft, auch als *„Duft der Göttlichkeit"* bekannt, erfüllte den Tempel mit einer süßen, beruhigenden Note und vermittelte den Menschen Schutz und Geborgenheit.

Heute ist Onycha noch immer als spirituelles Schutzöl beliebt. Sein warmer, vanilleartiger Duft wird für seine erhebende und beruhigende Wirkung geschätzt und vermittelt ein Gefühl von Sicherheit und innerem Frieden. Es ist hautfreundlich und eignet sich für Massagen. Außerdem besitzt es die besondere Fähigkeit, die Wirkung anderer ätherischer Öl zu verstärken – eine Eigenschaft, die Onycha mit Copaiba und Pfefferminze teilt.

Durch tiefes Einatmen des Onycha-Duftes lässt sich die spirituelle Kraft dieses besonderen *„Duftes der Göttlichkeit"* erleben.

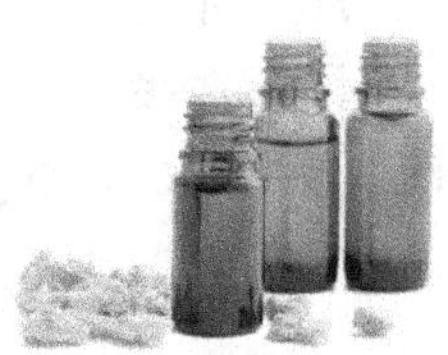

Die Geschichte von Onycha:
Ein unsichtbarer Schild

Erinnerst du dich an meinen Freund Gerald? Hier erzählt er von einer weiteren Begegnung: „Auf meinen Reisen traf ich einst einem stillen Mönch in den friedlichen Tälern Tibets. Sein Name war Tenzin, und er hatte Jahrzehnte der Kunst des spirituellen Schutzes gewidmet. Als ich ihn im Kloster besuchte, war ich tief beeindruckt von seinem Wissen über das alte biblische Öl Onycha.

Tenzins Kloster thronte auf einer steilen Bergklippe, umgeben von einem stillen, weiten Tal. Hier, in der Einsamkeit der Berge, war das Kloster von einer heiligen Ruhe durchdrungen. An langen Seilen flatterten bunte Gebetsfahnen – alte, von Wind und Wetter gezeichnete Tücher, auf die die Mönche ihre Gebete und Segenswünsche geschrieben hatten. Der Wind bewegte sie sanft und trug diese Segnungen weit über das Land in die Welt hinaus.

Drinnen, im schlichten Raum des Klosters, betrachtete ich Tenzin und seine Welt. Die Wände waren geschmückt mit uralten Schriftrollen und Symbolen, die die Geschichten aus der Bibel lebendig machten. In einer Ecke leuchteten kleine Fläschchen, die im sanften Kerzenlicht wie kleine Juwelen schimmerten.

Wir saßen am Kamin und tranken warmen Tee, als Tenzin mir von Onychaöl erzählte. Er erklärte, dass es in Exodus 30:34-38 als Teil des heiligen Weihrauchrezepts erwähnt wird und für spirituellen Schutz und zur Abwehr negativer Energien verwendet wurde.

Mit sanfter Stimme sprach er vom Styraxbaum und seinem edlen Harz: „Vor einigen Jahren brachte eine Gruppe von Mönchen dieses besondere Geschenk von einem andere Kloster mit," sagte er und deutete auf eine flache Schale mit Harztropfen. „Onycha," sagte er leise. „Daraus wird das duftende Öl des Schutzes gemacht."

Dann griff Tenzin in die tiefe Tasche seiner Kutte und zog behutsam ein kleines Fläschchen hervor. Er öffnete es und ließ mich den süßen, warmen Duft riechen, der den Raum mit einer erdenden Stärke füllte. Der Duft schien wie ein sanfter Schleier um uns zu liegen, eine unsichtbare, beruhigende Kraft, die eine Aura von Frieden schuf.

Tenzin zeichneten mit magischen Worten ein Bild eines großen, alten Baumes mit rissiger Borke, und wie das Harz durch Einschneiden der Rinde gewonnen wird. „Das austretende Harz härtet aus und wird gesammelt," sagte er, „und das ätherische Öl wird dann durch Extraktion des Harzes mit Lösungsmitteln und anschließender Destillation gewonnen. Dadurch werden die Lösungsmittel entfernt und es bleibt das konzentrierte, duftende Absolue."

Mit sanfter Ehrfurcht in seinem vom rauen Wetter gezeichneten Gesicht entnahm Tenzin dem Fläschchen einen Tropfen und berührte damit meine Stirn. „Dieses kostbare Onychaöl," flüsterte er, „wird dich vor allen negativen Einflüssen oder Energien schützen." Ein Gefühl der Wärme durchströmte mich, als ob ein unsichtbarer Schutzmantel um mich gelegt wurde. Mit einer solchen direkten Wirkung hatte ich wirklich nicht gerechnet.

„Ich verließ Tibet mit einem Fläschchen dieses kostbaren Öls und einer neuen Wertschätzung für seine Bedeutung.

Auf meinen Reisen rund um die Welt benutze ich es in Momenten von Unruhe oder wenn ich mich von Negativität umgeben fühle. Jedes Mal spüre ich ein unsichtbares Schild, das mich beschützt – so, wie Tenzin es versprochen hatte."

„Erst langsam verstand ich die Kraft und Wichtigkeit des Benzoinöls. Onycha ist mehr als nur eine in der Bibel erwähnte Zutat einer Weihrauchmischung; es ist ein spirituelles Werkzeug zum Schutz gegen unsichtbare negative Kräfte."

„In dieser schnelllebigen Welt," sagte Gerald abschließend, „sind wir ständig verschiedenen Formen von Negativität ausgesetzt. *Onychaöl* gibt uns eine Ruhe und Sicherheit, die wir so dringend brauchen." Dann hielt er mir das Fläschchen hin und sagte: „Regelmäßige Anwendung schafft einen unsichtbaren Schild – für Frieden und Stärke inmitten des Lebens."

Antike medizinische Anwendungen von Onychaöl

In antiken Zeiten wurde das Öl des Styrax-Benzoin-Baumes für seine medizinischen Eigenschaften hoch geschätzt. Seine antiseptischen, entzündungshemmenden und stark schmerzlindernden Eigenschaften galten bereits damals als kraftvolle Heilmittel und fanden breite Anwendung. Es wurde bei Atemwegserkrankungen verwendet, um die Atmung zu erleichtern, und unterstützte die Heilung von Hauterkrankungen durch seine beruhigende und reinigende Wirkung. Zusätzlich setzte man das Öl zur Linderung emotionaler Belastungen ein, da sein süßer, warmer Duft eine beruhigende Wirkung hatte.

Das aromatische Geheimnis

Onychaöl ist bekannt für seinen unverwechselbaren, warme Duft, der an eine Mischung aus Moschus, Vanille und Zimt erinnert. Es ist nach wie vor ein wertvolles Element in der modernen Parfümherstellung und findet sich in exklusiven Parfüms. Aufgrund seiner Seltenheit und der aufwendigen Gewinnung wird es jedoch oft durch synthetische Alternativen ersetzt.

Die Natur ist der beste Chemiker.

- Paracelsus

Wissenschaftliche Erkenntnisse zu Onychaöl

Entzündungshemmende, antimikrobielle und analgetische Eigenschaften

Eine Studie identifizierte zentrale Verbindungen im Onychaöl wie Benzoesäure, Zimtsäure und Benzylbenzoat, die dem Öl entzündungshemmende, antimikrobielle und schmerzlindernde Eigenschaften verleihen. Dies deutet darauf hin, dass Onychaöl zur Behandlung einer Vielzahl von Beschwerden, von Hautinfektionen bis zur Schmerztherapie, genutzt werden könnte. Quelle: „Onychaöl (Styrax benzoin): chemische Verbindungen, therapeutische Eigenschaften und Anwendungen in der Aromatherapie", *Journal of Essential Oil Research, 2018.*

Antibakterielle und pilzhemmende Wirkungen

Eine weitere Studie ergab eine signifikante antimikrobielle Aktivität des Onychaöls gegen diverse Bakterien und Pilzen, was es zu einer potenziellen natürlichen Alternative zu synthetischen antimikrobiellen Mitteln bei Infektionen machen könnte. Quelle: "Die antimikrobielle Aktivität von *Styrax benzoin* ätherischem Öl", *Journal of Applied Microbiology*, 2017

Beschleunigte Wundheilung

Eine placebokontrollierte Studie zeigte, dass Onychaöl die Wundheilung beschleunigt, was darauf hinweist, dass es zur Unterstützung der Heilung bei Hautverletzungen verwendet werden könnte. Quelle: "Die Wirkung von *Styrax benzoin* auf die Wundheilung", *Journal of Ethnopharmacology*, 2016

Antioxidative Eigenschaften

Als starkes Antioxidans hilft Onychaöl, freie Radikale im Körper zu neutralisieren, was Entzündungen reduziert und vor chronischen Krankheiten schützt.

Förderung der Schlafqualität

In einer Studie zur Schlafqualität berichteten Teilnehmer, die Onychaöl verwendeten, von verbesserter Schlafqualität im Vergleich zu anderen ätherischen Ölen.

Antimikrobielle Wirkung

Eine 2015 veröffentlichte Studie von Forschern der *Seoul National University* zeigte, dass verschiedene Arten von ätherischen Ölen, einschließlich Onycha, antimikrobielle Eigenschaften gegen verschiedene Bakterien- und Pilzstämme besitzt. Quelle: Lee et al., 2015

Erdende und entspannende Eigenschaften

Untersuchungen deuten darauf hin, dass Onychaöl, insbesondere bei Diffusion oder verdünnter äußerlicher Anwendung, eine erdende und emotional ausgleichende Wirkung entfaltet. Der warme, erdige Duft wird in der Aromatherapie zur Stressreduktion und Entspannung geschätzt.

Diese modernen Forschungsergebnisse bestätigen, was unsere Vorfahren schon lange wussten – dass Onychaöl tiefgreifende Heilkräfte besitzt, die wir heute für unser Wohlbefinden nutzen können.

Anwendungstipps für *Styrax benzoin* (Onychaöl)

- **Verstärkende Wirkung:** Um Onychaöl in seiner Wirkung zu verstärken, mische es mit anderen harzbasierten ätherischen Ölen wie Weihrauch oder Myrrhe.

- **Sichere Anwendung:** Verdünne Onychaöl mit einem reinen Pflanzenöl und führe einen Hauttest durch, um mögliche Hautreizungen zu vermeiden.

- **Zur Beruhigung des Nervensystems:** Verneble Onychaöl im Aroma-Diffuser oder trage es äußerlich auf, um das Nervensystem zu beruhigen und Gefühle von Komfort zu fördern. - *Robert Tisserand*

- **Qualität wählen:** Achte stets auf reines, therapeutisches Onychaöl vom Styrax-Benzoin-Baum für maximale Vorteile.

- **Für Entspannung und Meditation:** Füge ein paar Tropfen Onychaöl (in Salz oder Badegel emulgiert) deinem Badewasser hinzu, um ein entspannendes, nach Vanille duftendes und verjüngendes Badeerlebnis zu genießen. Onychaöl wird historisch für spirituelle Zwecke genutzt und unterstützt auch heute Meditation, Entspannungsübungen und einen erholsamen Schlaf.

- **Hautpflege:** Integriere Onychaöl in kleinen Mengen in deine Anti-Aging Hautpflegeroutine. Es beruhigt gereizte Haut und verbessert das allgemeine Hautbild, unterstützt die Wundheilung und fördert das gesunde Hautzellwachstum.

- **Atemwegsunterstützung:** Verneble Onychaöl in deinem Zuhause oder inhaliere direkt aus dem Fläschchen, um die Atemwege zu unterstützen.

- **Massagetherapie:** Nutze Onychaöl als Teil der Massagetherapie, um Muskulatur zu entspannen und tiefgehende Entspannung zu fördern.

Anekdoten zum Onychaöl

- **Der Geruchstest**: In einer Aromatherapiegruppe wurden Teilnehmer gebeten, verschiedene Öle mit verbundenen Augen nur anhand ihres Geruchs zu identifizieren. Onychaöl war dabei eines der am einfachsten erkannten Öle – sein einzigartiger, unverwechselbarer Duft machte es leicht, es zu erkennen.

- **Das teure Öl**: Wegen seines aufwendigen Herstellungsprozesses gehört Onychaöl zu den kostbarsten ätherischen Ölen weltweit. In antiken Zeiten war es ein hochgeschätzter Handelsartikel zwischen dem Nahen Osten und Fernost und wurde oft als Zahlungsmittel verwendet, was seinen hohen historischen Wert unterstreicht.

*"Die Kunst des Heilens kommt von der Natur, nicht vom Arzt.
Daher muss der Arzt mit einem offenen Geist
von der Natur ausgehen."*

- Paracelsus

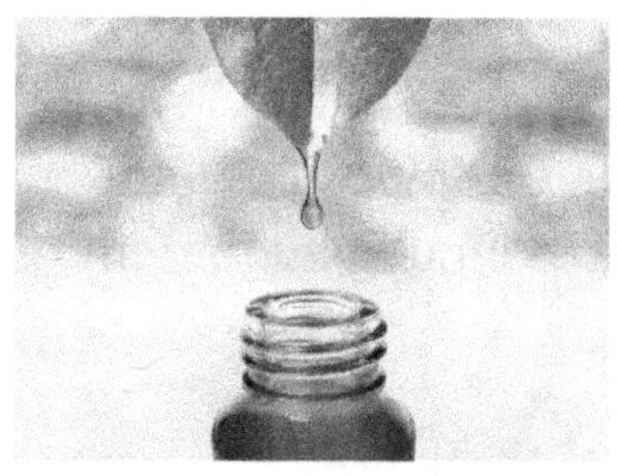

Onycha

Lateinischer Name: *Styrax benzoin*
Botanische Familie: *Styracaceae*
Standort: Hauptsächlich in Nordafrika und dem Nahen Osten
Extraktionsmethode: Traditionell durch Einweichen des Harzes (Onycha Absolue)
Hauptbestandteile: Ester (64-75 %), Carbonsäure (14-15 %)

Historische Nutzung: Historisch als Räucherstoff verwendet. Onycha ist auch als *„Java Weihrauch"* bekannt.

Medizinische Eigenschaften: Entzündungshemmend, nervenstärkend, beruhigend, stärkend für das Selbstvertrauen, löst seelische Verspannungen, ausgleichend bei Hysterie und Paranoia, harmonisierend bei Ärger und Reizbarkeit

Verwendung: In Räucherungen, traditioneller Medizin, bei Bronchitis, Keuchhusten, Entzündungen im Mund- und Rachenraum, Nervosität; wird besonders wegen seiner stark keimtötenden Wirkung geschätzt.

Duftwirkung: Tief, erdig, warm

Anwendung: Als Duft (Parfüm), in Aromatherapie (zur Stresslinderung, Beruhigung)

Rose von Sharon – Die Zistrose

Das Hohelied Salomons 2:1

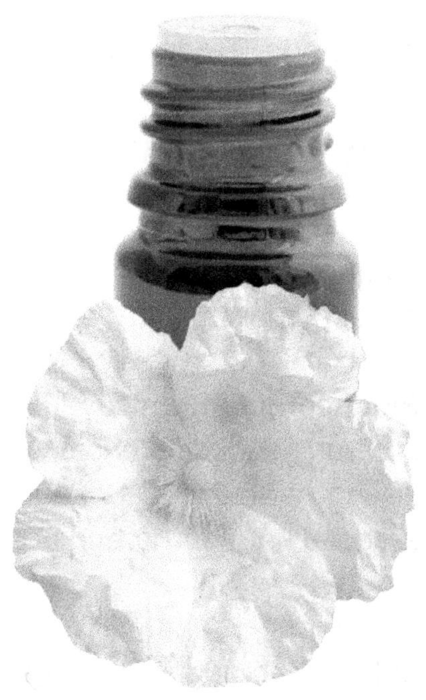

Die Rose von Sharon, auch als Zistrose oder *Labdanum* bekannt, gehört zur Familie der *Cistaceae* und wird oft mit dem kleinen, strauchartigen Baum *Cistus ladanifer* assoziiert. Sie erinnert mit ihrem fruchtigen, sanften Duft mit zarten Untertönen an Honig. Die Zistrose trägt rosa bis weiße Blüten, die zusammen mit den Blättern und Zweigen verwendet werden, um das ätherische Öl zu gewinnen.

Anwendungen:

Einst: Traditionell war die Zistrose, auch *Felsrose* genannt, für ihre wundheilenden und zellregenerierenden Eigenschaften bekannt. Schafhirten auf der Weide nutzen das harzige Öl zur Versorgung von Wunden bei Mensch und Tier. Das sanfte, honigartige Aroma, das der ganzen Pflanze – Blüten, Blättern und Stamm – entströmt, soll so manchem Schäfer süße Träume beschert haben.

Heute: Der wohltuende Effekt der Zistrose wird durch das Vernebeln im Aroma-Diffuser neu belebt. Zusammen mit kräftigem Orangen- oder Zitronenöl entfaltet der Duft seine belebende Wirkung auf die Sinne und hilft, den Geist zu fokussieren. In der Hautpflege leistet das Öl wertvolle Dienste, besonders wenn die Haut etwas mehr Pflege benötigt. Das Öl wird auch „*die therapeutische Naht*" genannt, da es dafür bekannt ist, selbst starke Blutungen oft augenblicklich zu stillen.

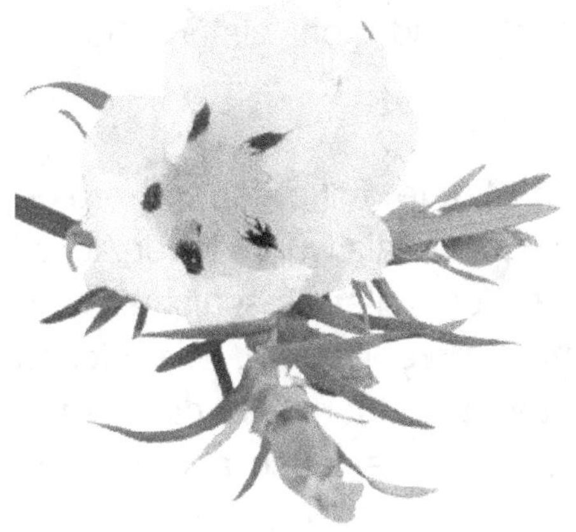

Die Rose von Sharon

„Im Herzen der historische Stadt Jericho im Westjordan-
land, wo die Sonne gnadenlos auf die Pflastersteine
brannte, stand ich vor einem unscheinbaren, jedoch faszinierenden kleinen Laden," begann Gerald seine Geschichte, und in seiner Stimme schwang eine tiefe Ehrfurcht mit. „Ich kannte die Besitzerin bereits von einem
früheren Besuch – Miriam, eine weise alte Frau, die ihr
Leben dem Studium der heiligen Bibelöle gewidmet hatte.
Ihre Leidenschaft für diese kostbaren Essenzen war spürbar."

Miriam begrüßte Gerald herzlich und führte ihn in ihren
kleinen Laden, gefüllt mit Fläschchen ätherischer Öle, jedes sorgfältig mit seinem biblischen Namen beschriftet.
Ein Öl stach dabei besonders hervor – Cistus, die Rose
von Sharon.

Neugierig fragte Gerald Miriam nach diesem besonderen
Öl, und mit sanfter Stimme begann sie: „Die Rose von
Sharon wird seit jeher wegen ihrer heilenden Eigenschaf-
ten und spirituellen Bedeutung verehrt. Sie ist mehrfach
im Hohelied Salomos erwähnt und steht als Symbol für
Schönheit und Liebe."

Als Gerald das Fläschchen öffnete, füllte der süß-erdige
Duft die Luft um sie herum. Es war als würde jeder Atemzug ihn in eine vergangene Zeit voller Geschichten und
Geheimnisse führen. Miriam erzählte ihm, wie dieses
kostbare Öl aus der Zistrose gewonnen wird, die auf felsigen Berghängen wächst und daher auch als *Felsrose*
bekannt ist.

„Die Ernte ist eine akribische Arbeit; jeder Teil der Pflanze – von den Blättern bis zu den Blüten – wird sorgsam behandelt, um das reine Öl zu gewinnen. Ein einziger Tropfen dieses Öls kann tiefgreifende Auswirkungen auf die körperliche Gesundheit und das emotionale Wohlbefinden haben," erklärte sie mit leiser Bestimmtheit.

Sie sprach von den antiviralen und wundheilenden Kräften des Öls und erwähnte, dass Menschen früher die Rose von Sharon auch während der Meditation für spirituelles Wachstum nutzten. „Diese unscheinbare Felsrose, die auf den härtesten Felsen Wurzeln schlägt und ihre heilende Kraft entfaltet, symbolisiert die menschliche Reise zur spirituellen Erleuchtung," fügte Miriam hinzu und lächelte weise.

Gerald wurde klar, dass die Zistrose nicht nur ein weiteres Bibelöl war, sondern ein Symbol für Belastbarkeit, Heilung und eine tiefe spirituelle Verbindung. Als er den Laden mit einem kleinen Fläschchen Cistusöl verließ, fühlte er, als hätte er ein Stück Geschichte mit sich genommen – eine greifbare Verbindung zur alten Welt, in der diese Öle mehr als nur Substanzen waren; sie waren lebendige Symbole mit tiefgründigen Bedeutungen.

Er hielt das Fläschchen hoch und sagte leise, als wollte er diese Botschaft tief in mein Herz pflanzen: „Wenn du jemals die Rose von Sharon in Händen hältst, denke an ihre geheimnisvolle Geschichte. Sie erinnert dich an deine eigene Stärke in schwierigen Zeiten und an deine Fähigkeit zur Heilung. Und wenn du den süßen Duft während der Meditation oder des Gebets einatmest, spürst du die ewige Liebe, die in der Natur sichtbar wird, und gehst einen Schritt weiter zur spirituellen Erkenntnis."

Aus den alten Geschichtsbüchern

Das alte Schönheitsgeheimnis

Die Sharonrose oder Zistrose wird bereits seit Jahrhunderten für die Hautpflege geschätzt. Bereits die alten Ägypter setzten das Öl wegen seiner Anti-Aging-Eigenschaften ein. Sie bemerkten, dass es Falten glätten und die Haut verjüngen konnte. Das Öl ist reich an Antioxidantien und hat adstringierende Eigenschaften, die zur Straffung der Haut beitragen. Es ist gut vorstellbar, dass auch Kleopatra, die letzte Herrscherin des ptolemäischen Königreichs Ägypten, dieses Schönheitsgeheimnis kannte.

Die einzigartige Heilkraft

Ein oft übersehenes Merkmal des Zistrosenöls ist sein Potenzial zur Wundheilung. Dank der reichlich enthaltenen natürlichen chemischen Verbindung *Labdanum* wurde das Öl in der traditionellen Medizin zur Wundheilung und Infektionsprävention genutzt. Moderne Forschungen bestätigen, dass das Öl die Regeneration von Hautzellen stimulieren und so die Heilung beschleunigen kann.

Der aromatische Einfluss

Das Aroma des Zistrosenöls wird als warm, süß und honigartig beschrieben, mit einem Hauch von Gewürzen. In der Aromatherapie ist es wegen seiner beruhigenden und gleichzeitig belebenden Wirkung beliebt. Es hilft, Stress und Angst zu lindern und fördert ein Gefühl von Frieden und Entspannung.

Die Anziehungskraft auf Wildtiere

Interessanterweise zieht die Zistrose eine Vielzahl an Wildtieren an, vor allem Bienen und Schmetterlinge. Das klebrige Harz der Pflanze ist reich an Nektar und eine besonders attraktive Quelle für Bestäuber.

Was die heutige Wissenschaft über Cistus lehrt

Antibakterielle Aktivität von Zistrosenöl

Eine wissenschaftliche Studie hat gezeigt, dass das ätherische Öl der Zistrose erhebliche antibakterielle Eigenschaften besitzt, insbesondere gegen das Bakterium *Staphylococcus aureus*, das häufig Hautinfektionen verursacht. Dies deutet darauf hin, dass das Zistrosenöl als natürliche Alternative zu Antibiotika für die Behandlung bestimmter bakterieller Infektionen geeignet sein könnte.

Antioxidative Eigenschaften von Zistrosenöl

Forschungen haben ebenfalls bestätigt, dass Zistrosenöl dank seines hohen Gehalts an Phenolen starke antioxidative Eigenschaften besitzt. Antioxidantien helfen dabei, Zellschäden durch freie Radikale zu verhindern oder zu verlangsamen. Diese instabilen Moleküle entstehen im Körper als Reaktion auf Umweltfaktoren und Stress. Die antioxidative Kraft des Zistrosenöls könnte also einen Beitrag zum Schutz des Körpers vor Krankheiten wie Krebs und Herzkrankheiten leisten.

Entzündungshemmende Wirkung von Zistrosenöl

Weitere Studien belegen die entzündungshemmenden Eigenschaften des ätherischen Öls der Zistrose. Während Entzündungen eine natürliche Reaktion des Körpers auf Verletzungen oder Krankheiten sind, können chronische Entzündungen gesundheitliche Problemen hervorrufen. Die Ergebnisse dieser Studie lassen darauf schließen, dass das Zistrosenöl hilfreich sein könnte, um Entzündungen zu reduzieren und Symptome von Erkrankungen wie Arthritis und Asthma zu lindern. - *Journal of Natural Products*

"Das ätherische Öl der Rose von Sharon hat eine beeindruckende Palette therapeutischer Eigenschaften, einschließlich entzündungshemmender, antiviraler und antibakterieller Wirkung." - *Journal of Essential Oil Research*

Weitere Publikationen:

- **Gedächtnis, Fokus und Stimmung:** "Aromatherapie mit ätherischen Ölen von Cistus (Rose von Sharon) kann die kognitive Funktion und Stimmung verbessern." - *Journal Of Alternative And Complementary Medicine*

- **Antioxidative Eigenschaften:** „Die Antioxidativen Eigenschaften des Cistusöls machen es zu einem mächtigen Werkzeug im Umgang mit freien Radikalen." -*International Journal Of Molecular Sciences*

- **Wundheilung:** "Cistusöl hat sich bei der Wundheilung aufgrund seiner narbenbildenden Eigenschaften als wirksam erwiesen." - *Journal of Ethnopharmacology*

- **Antikarzinogene Eigenschaften:** "*Cistus ladaniferus L. (Rose von Sharon) hat potenzielle Anti-Krebs-Aktivitäten gezeigt." - Evidence-Based Complementary And Alternative Medicine*

- **Antivirale Wirkung:** "Die antiviralen Eigenschaften der Rose von Sharon könnten potenziell helfen, Erkältungen und Grippe zu bewältigen." - *Phytotherapy Research*

- **Hautgesundheit:** "Das ätherische Öl der Rose von Sharon kann helfen, Hautzustände wie Akne, Ekzeme und Schuppenflechte zu verbessern." - *Journal of Dermatological Science*

- **Antimikrobielle Eigenschaften:** Eine Studie aus dem Jahr 2017 hat festgestellt, „dass Cistus antibakterielle Eigenschaften gegen bestimmte Bakterienstämme, einschließlich E. coli, besitzt". - *Antimikrobielle Aktivität des ätherischen Öls Cistus ladanifer gegen Staphylococcus aureus-Isolate (2017)*, M. Francisco et al.

- **Neuroprotektive Effekte:** "Es könnte aufgrund seiner antioxidativen Eigenschaften einen positiven Einfluss auf neurodegenerative Erkrankungen haben." - *Neuroprotektive Effekte von ätherischen Ölen (2017)*, M. Francisco et al.

Meine Tipps für dich

- **Hautpflege:** Integriere das ätherische Öl der Rose von Sharon in deine Hautpflegeroutine, um von seinen antioxidativen Eigenschaften zu profitieren und Anzeichen der Alterung zu transformieren. Ein Tropfen in deine Bio-Feuchtigkeitscreme oder Gesichtsmaske genügt, oder genieße das warme, süße Aroma einfach als Parfüm.

- **Stressabbau:** Das entspannende Aroma der Zistrose kann helfen, Stress abzubauen. Verwende einen Aroma-Diffuser oder füge einige Tropfen dem abendlichen Bad hinzu (emulgiert in Salz oder Badegel) für ein verjüngendes Erlebnis.

- **Förderung erholsamen Schlafs:** Gib ein paar Tropfen des ätherischen Öls auf dein Kissen oder die Bettwäsche, um deine Schlafqualität zu verbessern.

- **Stimmungsaufhellung:** Cistusöl wird traditionell mit Spiritualität und emotionalem Wohlbefinden in Verbindung gebracht. Das Einatmen dieses Öls kann positive Reaktionen im Gehirn auslösen, wie etwa die Senkung des Stresslevels und die Förderung einer besseren Stimmung.

- **Beruhigung:** Während Meditation oder Yoga verleiht das Aroma der Zistrose im Diffuser eine beruhigende Wirkung, die dir hilft, dich zu zentrieren.

- **Immunstärkung:** Trage das Öl auf die Fußsohlen auf, um die antiviralen und antibakteriellen Eigenschaften für die Unterstützung des Immunsystems zu nutzen.

- **Sichere Anwendung:** Denke daran, ätherische Öle immer mit einem Trägeröl zu verdünnen, bevor du sie auf die Haut aufträgst.

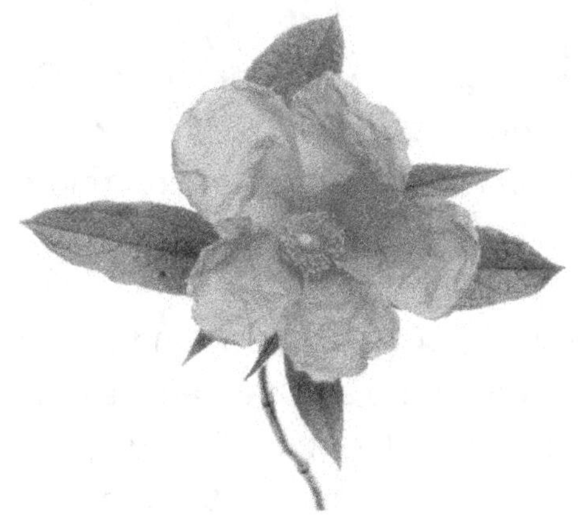

Zistrose

Lateinischer Name: *Cistus ladanifer*
Botanische Familie: *Cistaceae*
Standort: Mediterrane Region, vor allem Spanien und Portugal, Frankreich
Extraktionsmethode: Wasserdampfdestillation aus Blättern, Blüten und Zweigen
Hauptbestandteile: Monoterpene (42-65 %), Alkohol (9-15 %), Ester (5-12 %)
ORAC: 3.860µTE/100g

Historische Nutzung: Auch bekannt als Cistus, Labdanum sowie Felsrose. Historisch als Räucherstoff und in der Volksmedizin für die zellregenerierende Wirkung verwendet

Medizinische Eigenschaften: Wundheilend, antioxidativ, entzündungshemmend, antiviral, antibakteriell, hilft bei starken Blutungen und regt das Immunsystem an; unterstützt das sympathische Nervensystem

Verwendung: In Hautpflegeprodukten, Aromatherapie, bei schweren Blutungen, Arthritis

Duftwirkung: Erdig, harzig, nervenberuhigend, erhebend

Anwendung: Verdünnt auf die Haut auftragen oder im Diffuser aromatisch verwenden

Weihrauch – Der weihevolle Duft

„… und sie gingen in das Haus hinein und fanden das Kind samt Maria, seiner Mutter. Da fielen sie nieder und beteten es an; und sie öffneten ihre Schatzkästchen und brachten ihm Gaben: Gold, Weihrauch und Myrrhe.“

Matthäus 2:11

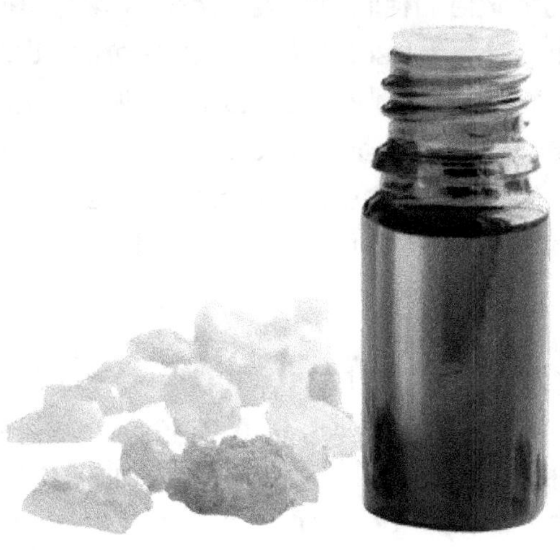

Weihrauch, bekannt als *Boswellia carteri,* stammt aus Somalia und gehört zur botanischen Familie der Weihrauchgewächse *(Burseraceae)*. Dieses kostbare Harz, das aus dem Weihrauchbaumes gewonnen wird, ist auch unter dem Namen *„Olibanum“* oder *„Öl von Libanon“* bekannt. Weihrauch ist ein spirituelles Öl, das das Bewusstsein und Gemüt erhebt. In der Bibel wird es 22-mal erwähnt.

Anwendungen:

Einst: Weihrauch galt als *„heiliges Salböl“*, das zur Salbung von Königen verwendet wurde, um sie in ihr Amt einzuführen.

Jahrtausende lang wurde es in religiösen Zeremonien zur spirituellen Anhebung und für emotionales wie physisches Wohlbefinden genutzt. In meinem Buch *Weihrauch, das älteste Heilmittel der Welt*, lade ich dazu ein, dieses wundersame Öl neu zu entdecken. Es erzählt von dem sagenumwobenen *„Duft der Götter"* zu einer Zeit, als die Priester noch Heiler und Ärzte waren und das Weihrauchöl als Allheilmittel von Kopf bis Fuß Abhilfe von Krankheiten aller Art gebracht hatte.

Weihrauch war neben Myrrhe, Galbanum und Onycha ein wichtiger Bestandteil des heiligen Räucherwerks, das mit seinen aufsteigenden Rauchschwaden Momente tiefer Kontemplation und Anbetung schenkte. Der *„edle Rauch"* wurde als ein göttliches Geschenk an die Gemeinschaft der Lebenden betrachtet, dessen weichen Duft man in dankbarer Liebe annahm und wieder zurück himmelwärts schickte.

Heute: Weihrauch wird auch heute noch an vielen Orten zur spirituellen Vertiefung verwendet. In Kirchen und Kathedralen steigt sein heiliger Duft zu besonderen Anlässen auf und schafft eine Atmosphäre der Andacht und Kontemplation. Sein sanftes, beruhigendes Aroma fördert Entspannung, Ruhe und Konzentration und eignet sich ideal für Yoga, Meditation und stille Einkehr. In der Hautpflege schätzt man das Öl heute wieder wegen seiner regenerierenden Eigenschaften.

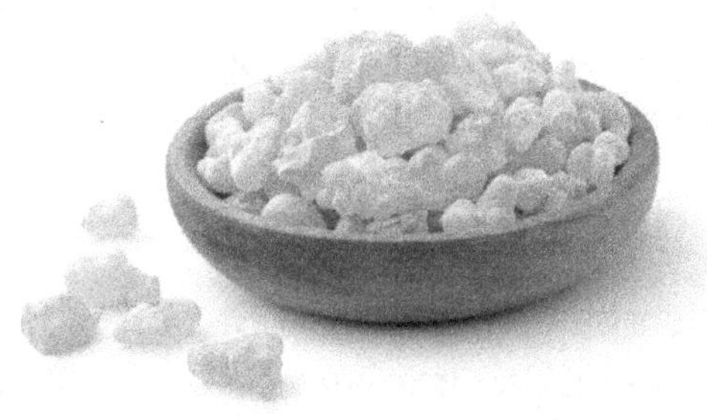

Meine Weihrauchgeschichte

Einmal hatte ich das Privileg, einem weisen Botaniker zu begegnen, der sein Leben der Erforschung der antiken Flora des Nahen Ostens gewidmet hatte. Besonders fasziniert war er vom *Boswellia sacra* Baum, besser bekannt als Heiliger Weihrauch. Seine Begeisterung galt nicht nur der historischen Bedeutung dieser Pflanze, sondern auch ihrer tiefen Relevanz für die heutige Zeit.

Er sprach oft von seinen Reisen durch Oman, einem Land voller Geheimnisse, das von Wüsten, Bergketten und Meeresküsten durchzogen ist. „Die Boswellia Bäume wachsen dort in den rauen Landschaften der Wüsten Omans," erinnerte er sich mit leuchtenden Augen. „Ich brach mit einem Ortskundigen bei Tagesanbruch auf, als das erste Licht der aufgehenden Sonne über die felsigen Hügel strich, die mit diesen einzigartigen Bäumen gesegnet waren. Als ich mich ihnen näherte, konnte ich Harzperlen auf ihrer Rinde sehen, die im Morgenlicht wie winzige Diamanten glitzerten." Seine Augen leuchteten, als seine Erinnerung die Bilder jener Tage farbenreich in das Gedächtnis malte, als wäre es erst gestern gewesen.

„Würde ein Passant diese Bäume nur flüchtig betrachten ohne ihren Wert zu kennen," fuhr er fort, „könnte er ihre wahre Kostbarkeit leicht übersehen." Für einen Augenblick sah ich die stille Freude des Botanikers, denn er wusste, welchen Schatz er gefunden hatte.

„Um den Wert von Weihrauchöl wirklich zu begreifen," sagte er, „reicht es nicht, darüber in Lehrbüchern zu lesen oder Geschichten aus biblischen Zeiten zu hören.

Man muss ihn aus erster Hand erfahren, seinen unverwechselbaren Duft riechen, sein Öl auf der eigenen Haut fühlen." Bei dem Gedanken wurden seine von Wind und Wetter gezeichneten Züge ganz weich und er lächelte.

Während seiner Vorträge trug der Botaniker stets ein kleines Fläschchen mit reinem Weihrauchöl bei sich, destilliert aus dem Harz des *Boswellia sacra* Baumes. Wenn er das Fläschchen herumreichte, beobachtete er die Reaktionen seiner Zuhörer, wenn sie es zum ersten Mal rochen – erstaunte Blicke, geweitete Augen, manchmal ein leises Lächeln.

Durch diese sinnliche Begegnung mit dem Weihrauch verstanden seine Studenten schließlich, dass dieses Harz in der Antike kostbarer als Gold war und warum wir seine wohltuende Kraft erst langsam wieder zu schätzen lernen. „Der Weihrauchbaum erzählt durch seinen Duft Bände," pflegte er zu sagen.

Weihrauchöl birgt entzündungshemmende Eigenschaften, lindert Stress, stärkt das Immunsystem und unterstützt die Hautpflege. Mit unserem Streben nach natürlichen Heilmethoden und ganzheitlicher Wellness begreifen wir: Die Vergangenheit bewahrt Weisheiten, die es zu entdecken gilt. Der Weihrauch ist ein lebendiges Zeugnis dafür.

Durch das direkte Erleben des Weihrauchöls – es zu halten, seinen Duft einzuatmen, seine Wirkung zu spüren – begreift man allmählich, warum es in biblischen Zeiten so hoch geschätzt wurde und auch heute noch von unschätzbarem Wert ist.

„Ob du natürliche Heilmethoden erkunden oder ein tieferes Verständnis unserer botanischen Schätze suchen willst," sagte der Botaniker abschließend, „erinnere dich an diese Lektion:

Den wahren Wert einer Sache – sei es das Harz von einem bescheidenen Baum oder eine alte Anwendungsweise – erkennt man nur, wenn man sie selbst erlebt. Dann offenbart sich ihr echtes Potenzial und ihre tiefe Bedeutung."

Sagenumwobene Weihrauch-Geschichten der Antike

Der alte Duft der Heiligkeit

Weihrauch wird seit Jahrtausenden für religiöse und spirituelle Rituale verwendet. Die alten Ägypter nutzen ihn in ihren Zeremonien, und das Alte Testament erwähnt ihn als Bestandteil des jüdischen Räucherwerks. Noch heute steigt sein balsamischer Duft bei festlichen Anlässen in der katholischen Kirche auf.

Doch hinter diesem Räucherritual verbirgt sich etwas viel Größeres: Der himmlische Duft hilft dem oft starren oder verbitterten Herzen, sich stärker mit dem Göttlichen zu verbinden, um in den Armen der Liebe Trost und Frieden zu finden. Der sanfte, balsamische Rauch des Weihrauchs öffnet das Menschenherz sanft, ohne Widerstand zu erzeugen. Er webt sich – spielerisch wie der Ton des Lebens – in die bunte Welt der Gedanken und bringt Ruhe, Ausgeglichenheit und die Sehnsucht zum Klingen, die das Herz mit der ewigen Heimat verbindet.

Die heilende Kraft des Weihrauchs

Es zeigt sich, dass Weihrauchöl zahlreiche gesundheitliche Vorteile bietet. Die Wissenschaft bestätigt seine Fähigkeit, Stress zu reduzieren, das Immunsystem zu stärken und sogar Krebszellen auf besondere Weise zu beeinflussen. Laut einer Studie im *Journal of Oncology* besitzt Weihrauchöl die Fähigkeit, Krebszellen von gesunden Zellen zu unterscheiden und gezielt abzutöten, ohne dabei die gesunden Zellen zu schädigen.

Es ist, als ob diese „goldenen Tränen" des knorrigen Weihrauchbaums mit einer göttlichen Intelligenz durchdrungen wäre. Die Antike glaubte fest, dass Weihrauch ein besonderes Heilgeschenk Gottes an die leidende Menschheit sei – und auch heute teilen viele Wissende diese Überzeugung.

Weihrauch:
Ein 5.000 Jahre altes Handelsgut

Weihrauch, in der Bibel auch als *Olibanum* bekannt, gehört zu den ältesten und wertvollsten Bibelölen und wird seit über 5.000 Jahren verwendet. Schon um 3.000 vor Christus wurde das kostbare Harz auf Handelsrouten in den Norden bis nach Mesopotamien und in den Westen bis zum Roten Meer sowie auf Schiffen nach Ägypten transportiert. Das hebräische Wort für Weihrauch, *Levonah*, das manchmal als „Räucherung" übersetzt wird, taucht in der Bibel 22-mal auf.

Der Begriff *Weihrauch* stammt vom altfranzösischen Ausdruck "*franc encens*", was "hochwertiger Weihrauch" bedeutet. Der Name spiegelt den hohen Wert wider, den alte

Kulturen diesem aromatischen Harz beimaßen. Der Weihrauch wird auch im *Ebers Papyrus* erwähnt, dem ältesten bekannten medizinischen Verzeichnis aus dem 16. Jahrhundert vor Christus.

Das Geheimnis der Langlebigkeit

In der antiken Welt wurde Weihrauch oft mit Langlebigkeit in Verbindung gebracht. Von Methusalem, der gemäß der Legende der älteste Mensch der Geschichte war und 969 Jahre lebte, wird überliefert, dass er sich täglich Weihrauchöl auf die Stirn rieb. Methusalem wurde dadurch zum Symbol der Unsterblichkeit. Der Name Methusalem, der sich aus den Begriffen "Mann" und "Speer" zusammen setzt, wird von einigen Gelehrten als *"sein Tod soll das Urteil bringen"* interpretiert. Interessanterweise starb Methusalem laut biblischer Chronologie im selben Jahr wie die Große Flut – was möglicherweise auf eine symbolische Verbindung zwischen seinem Tod und diesem bedeutenden Ereignis hinweist.

Der heilige Weihrauch:
Ein Geschenk des Himmels

Geschichten aus sagenumwobener Vorzeit erzählen, dass Gott einst Adam die Gaben Weihrauch, Myrrhe und Gold (Balsamöl) als Trost schenkte, nachdem er das Paradies verloren hatte. Diese himmlischen Geschenke sollten ihm und seinen Nachkommen Licht und Orientierung auf dem rauen Weg des Lebens geben und Wunden und Schmerz lindern, die sie erwarteten.

Adam versteckte diese wertvollen Schätze hoch in den Bergen an einem sicheren Ort, wo sie, so sagt man, nach der Sintflut von Noah wiederentdeckt wurden. Die Heiltraditionen und Geschichten rund um diese duftenden Harze wurden von Generation zu Generation weitergegeben, bis schließlich das Jesuskind diese Gaben empfing. Mit „Gold" war einst das güldene Öl des Balsams von Gilead gemeint, das heute durch das Symbol der majestätischen Balsamtanne weiterlebt.

Weihrauch – das Himmelsbrot

Die Verbindung zwischen Weihrauch und Manna, dem himmlischen Brot der Bibel, ist besonders faszinierend. Laut der Bibel war Manna das göttliche Nahrungsmittel, das Gott den Israeliten während ihrer Wanderung durch die Wüste schenkte. Eine Theorie besagt, dass dieses "Manna" vielleicht eine Art Weihrauchharz war, das die Israeliten sammelten, zu Pulver verarbeiteten und als Nahrungsmittel, das sogenannte Himmelsbrot, das ihnen das Überleben schenkte, verwendeten.

Weihrauchernte unter Lebensgefahr

Heiliger Weihrauch aus dem Oman und Jemen war in der Antike so wertvoll, dass er oft kostbarer als Gold gehandelt wurde. Doch die Ernte des kostbaren Harzes war keineswegs gefahrlos. Um Räuber fernzuhalten, rankte sich bald eine schaurige Legende um die knorrigen Weihrauchbäume: Man erzählte überall im Land, dass das Weihrauchharz nur unter äußerster Lebensgefahr geerntet werden konnte. Denn es lebte – reglos und unsichtbar – die lauernde tödliche Sandrasselotter im Baum. Die Schlangen hatten sich die Weihrauchbäume zu ihrer Heimat gemacht und galten fortan als die „Wächter des Harzes".

Mit einem blitzschnellen, gezielten Biss schreckten sie den nichtsahnenden Weihrauchharzräuber zu Tode. Sein Schicksal war besiegelt. Dieser Schlangenbiss war tödlich und unwiderruflich; es gab kein Heilmittel gegen das Gift.

Zum Schutz bei der Geburt

Wenn die Stunde der Niederkunft nahte, wurde zum Schutz bei der Geburt Weihrauchharz auf glühenden Kohlen verbrannt. Die aufsteigenden Rauchwolken reinigten die Umgebung von Keimen und erfüllten den Raum mit einem warmen und balsamischen Duft. Dieser Duft beruhigte nicht nur die werdende Mutter, sondern auch das Neugeborene. Gleichzeitig erinnerte er alle Anwesenden daran, dass hier etwas Heiliges geschah: die Ankunft eines neuen Lebens. Die Rauchwölkchen begrüßten und segneten das Kind, das seine Reise in die Welt begann. Gleichzeitig war der Duft ein Dank an den Himmel für die glückliche Geburt.

Neben dem Harz zum Räuchern hielt man auch Weihrauchöl in Tiegeln bereit. Mit diesem kostbaren Öl desinfizierte man die Nabelschnur und pflegte mögliche Geburtswunden. Es war ein Zeichen der Fürsorge und des Schutzes, das Mutter und Kind umhüllte.

Antike Medizinkunst

Die Heiler der Antike hatten ein tiefes Verständnis für die Verbindung von Körper, Geist und Seele. Sie glaubten daran, dass der Mensch die Fähigkeit zur Selbstheilung besitzt und dass „Heilmittel" lediglich unterstützende Werkzeuge sind, um diesen Prozess zu fördern.

So wurde etwa das Harz des Weihrauchbaumes zu Pillen geformt, die bei verschiedenen Beschwerden wie dünnem Blut, Brust- und Unterleibsschmerzen oder sogar Cholera eingesetzt wurden. Weihrauchöl wurde zur Heilung von Knochenbrüchen und Knochenschmerzen, aber auch bei emotionalen Wunden wie einem gebrochenen Herzen angewendet – eine symbolische und tatsächliche Heilung für die Bürden des Lebens, die der Mensch sich unbewusst selbst auferlegt.

Man legte das Harz auch in Wein ein, um einen Heiltrunk herzustellen. Dieser „Weihrauchwein" wurde zur Desinfektion bei Magen-Darm-Beschwerden eingesetzt. Weihrauch – zusammen mit Gebet und Intention – galt als Universalheilmittel, das jede Krankheit zu lindern vermochte.

Weihrauch war darüber hinaus ein bedeutendes Salböl für Sterbende. Sie wurden für ihre letzte Reise mit dem heiligem Weihrauchöl gesalbt. Der himmlische Duft begleitete die Seelen friedlich in das Land der Götter und schenkte den Zurückgebliebenen Trost und Hoffnung.

Was die Wissenschaft von Weihrauch lernt

Das aus dem Harz des Boswellia-Baumes gewonnene Weihrauchöl, das seit Jahrhunderten in der traditionellen Medizin geschätzt wird, fasziniert heute die moderne Wissenschaft. Forscher untersuchen seine potenziellen Vorteile – von entzündungshemmenden und krebshemmenden bis hin zu stimmungsaufhellenden Eigenschaften – und bestätigen damit die Weisheit vergangener Generationen.

Entzündungshemmende Eigenschaften:

Eine in der Zeitschrift für *Ethnopharmakologie* veröffentlichte Studie aus dem Jahr 2011 zeigte, dass Weihrauchöl die Produktion wichtiger entzündungsfördernder Moleküle hemmt. Dies kann dazu beitragen, den Abbau von Knorpelgewebe zu verhindern. Damit eröffnet sich eine natürliche Behandlungsoption für Erkrankungen wie Osteoarthritis und rheumatoide Arthritis.

Krebshemmende Eigenschaften:

Eine Studie, die 2012 in *BMC Complementary and Alternative Medicine* veröffentlicht wurde, ergab, dass Weihrauchöl in der Lage ist, zwischen krebsartigen und gesunden Blasenzellen zu unterscheiden. Es zeigt eine hemmende Wirkung auf die Lebensfähigkeit von Krebszellen. Auch wenn weitere Forschung notwendig ist, bietet dies eine vielversprechende Perspektive für den Einsatz von Weihrauchöl in der Krebstherapie, besonders bei Blasenkrebs.

Stimmungsverbessernde Eigenschaften:

Die *Zeitschrift für Psychopharmakologie* veröffentlichte 2008 eine Studie, die belegt, dass Weihrauchöl Symptome von Angst und Depression lindern kann. Sein beruhigender Einfluss auf den Geist macht es zu einem wertvollen Werkzeug für die Stressbewältigung und die Förderung des seelischen Wohlbefindens.

In der Aromatherapie:

Weihrauchöl wird in der Aromatherapie wegen seines beruhigenden und angenehm erdenden Duftes hochgeschätzt. Es wurde beobachtet, dass es die Herzfrequenz sowie hohen Blutdruck sanft regulieren kann – und das ganz ohne negative Nebenwirkungen. Sein balsamisches Aroma hilft, Ängste zu lindern, und fördert ein Gefühl von Frieden und tiefer Entspannung. Einige Studien deuten sogar darauf hin, dass es Symptome einer posttraumatischen Belastungsstörung (PTSD) spürbar mindern könnte.

Hormonmodulierende Eigenschaften:

Weihrauch enthält Sesquiterpene, die das limbische System des Gehirns – das Zentrum unserer Erinnerungen und Emotionen – sowie den Hypothalamus, die Zirbeldrüse und die Hypophyse anregen können. Der Hypothalamus, die zentrale Steuerzentrale des menschlichen Körpers, ist maßgeblich an der Produktion lebenswichtiger Hormone beteiligt, darunter die Schilddrüsen- und Wachstumshormone. Diese einzigartige Eigenschaft des Weihrauchs macht ihn zu einem wertvollen Helfer für das hormonelle Gleichgewicht.

Anti-Aging Eigenschaften:

Weihrauchöl ist auch bekannt für seine bemerkenswerte Fähigkeit, die Haut zu verjüngen. Es wird in natürlichen Schönheitsprodukten eingesetzt, um das Erscheinungsbild von Narben, Dehnungsstreifen, Falten und dunklen Flecken zu reduzieren – ein wahrer Schatz der Natur für eine strahlende Haut.

Noch viel gäbe es über die außergewöhnlichen Heilwirkungen dieses „Tränenharzes" zu erzählen. Wie Perlen schimmern die bernsteinfarbenen Harzstücke im Licht, als wären sie die kristallisierten Tränen der Menschheitsgeschichte – Tränen, die von Generation zu Generation geweint wurden auf der steinigen Suche nach Glück und Heilung. Doch sie sind auch ein Zeugnis der Fürsorge und des Schutzes, den Mutter Natur in ihrer unendlichen Weisheit schenkt.

Im Anhang findest du einen Überblick über wissenschaftliche Studien, falls du noch tiefer in die faszinierende Welt des Weihrauchs eintauchen möchtest.

Weihrauch in der Krebsforschung:

- „*Boswellia sacra* ätherisches Öl induziert tumorspezifische Apoptose und reduziert die Aggressivität von Tumorzellen in kultivierten menschlichen Brustkrebszellen." – *BMC Complementaty Medicine and Therapy*

- "Weihrauchöl, gewonnen durch Hydrodestillation von *Boswellia sacra* Harz, führt zum Zelltod menschlicher Bauchspeicheldrüsenkrebszellen in Kulturen." – *Pharmacognosy Research Journal*

- "Weihrauchöl zeigt vielversprechende antikarzinogene Eigenschaften." – *Journal of Biomolecular Structure and Dynamics.*

- "Weihrauchöl hat potenzielle Antikrebsaktivität und könnte als innovatives Antikrebsmittel entwickelt werden." - *Journal of Biomolecular Structure and Dynamics.*

Möchtest du genauer erfahren, wie ätherische Öle Krebs-zellen eliminieren können?

Lies meinen Praxisratgeber: *Krebs-Therapien – Mit Duftmedi-zin unterstützen und begleiten*. Darin findest du fundierte Informationen und praktische Anleitungen, wie die Kraft ätherischer Öle Menschen auf ihrem Heilungsweg begleiten kann.

Duftende Weihrauch-Tipps:

- **Aktivierung:** Gib einen Tropfen Weihrauchöl in deine linke Hand und aktiviere es mit Zeige- und Mittelfinger – auch bekannt als „die Heiler-Geste", wie du sie auf alten Ikonen erkennen kannst. Trage das Öl auf Stirn, Scheitelpunkt, Nacken und Schläfen auf und reibe es sanft ein.

- **Riechen nicht vergessen:** Halte nach jeder Anwendung deine duftenden Hände über die Nase und atme tief ein. Dieses Ritual hilft dir, das Öl bewusst wahrzunehmen und dein System mit seinem wohltuenden Duft zu informieren – ein Moment der Ruhe inmitten der Hektik des Alltags.

- **Zur Entspannung:** Verwende Weihrauchöl während deiner Meditation oder Entspannungspraxis. Gib ein paar Tropfen in einen Aroma-Diffuser, um eine beruhigende und erhebende Atmosphäre zu schaffen, die deinen Geist zentriert und deine Sinne umhüllt.

- **Pflege deines Diffusers:** Denke daran, deinen Aroma-Diffuser regelmäßig zu reinigen, besonders nach der Verwendung von Harzölen wie Weihrauch, da diese durch ihre dickere Konsistenz Rückstände hinterlassen können.

- **Für Gelenkbeschwerden:** Nutze die entzündungshemmenden Eigenschaften von Weihrauch, um Gelenkentzündungen wie Osteoarthritis oder rheumatoide Arthritis zu lindern. Massiere einen Tropfen (gegebenenfalls verdünnt) sanft auf die betroffenen Stellen.

- **Für strahlende Haut:** Mische ein paar Tropfen Weihrauchöl in deine Hautpflegecreme, um Rötungen, Schwellungen oder Juckreiz (wie bei Ekzemen oder Psoriasis) zu mildern. Weihrauch verbessert die Elastizität und den Hautton deiner Haut und schenkt ihr ein gesundes Strahlen.

- **Für einen erholsamen Schlaf:** Gib einen Tropfen Weihrauchöl auf ein Tuch und lege es neben dein Kopfkissen. Der warme, anhebende Duft fördert tiefe Entspannung und beschert dir friedvolle Träume.

"Alles, was schön, fair und liebenswert gemacht wird,
ist für das Auge dessen bestimmt, der sieht."

- Rumi

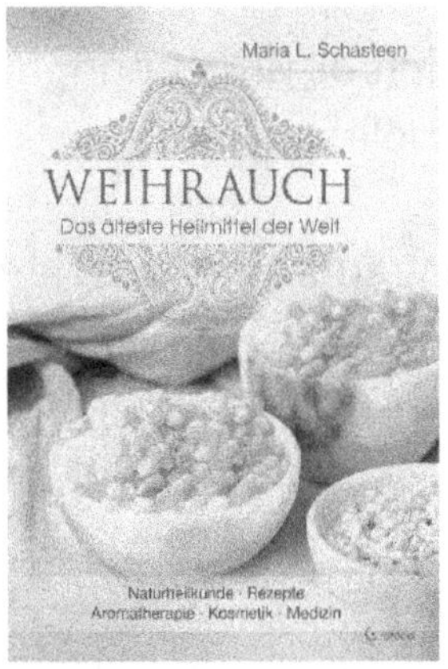

Weihrauch

Lateinischer Name: *Boswellia sacra, B. carteri*
Botanische Familie: *Burseraceae*
Standort: Oman, Somalia
Extraktionsmethode: Wasserdampfdestillation aus dem Harz
Hauptbestandteile: Monoterpene (64-90 %), Sesquiterpene (5-10 %)
ORAC: Nicht verfügbar

Historische Nutzung: Seit Jahrtausenden in religiösen Riten, Heilungszeremonien und der traditionellen Medizin geschätzt

Medizinische Eigenschaften: Entzündungshemmend, beruhigend, antikarzinogen, immunstimulierend, antidepressiv, muskelentspannend

Verwendung: In Hautpflegeprodukten, der Aromatherapie, sowie zur Unterstützung bei Depressionen, Krebs, Atemwegsinfektionen und Entzündungen

Duftwirkung: Tief, spirituell anhebend, unterstützend in Meditation und Kontemplation

Anwendung: Verdünnt auftragen oder aromatisch verwenden.

Ysop – Das Öl der Reinigung

„Entsündige mich mit Ysop, wasche mich rein."

Psalm 51

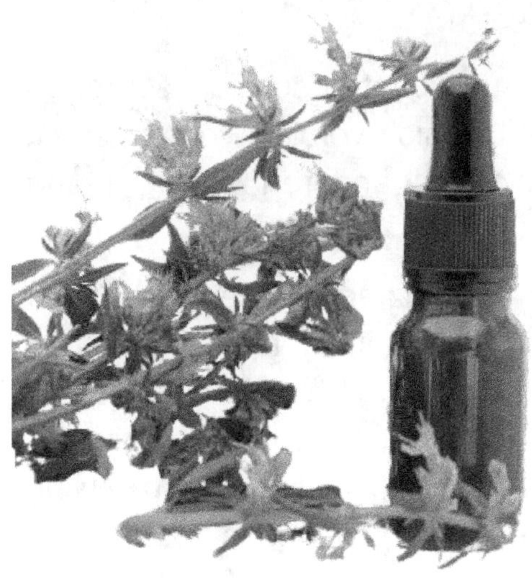

Ysop (*Hyssopus officinalis*), aus der Familie der Lippenblütler (*Lamiaceae*), wird durch Dampfdestillation aus den Zweigen und Blättern gewonnen.

Anwendungen:

Einst: Ysop war in alten Zeiten weit mehr als ein gewöhnliches Kraut – es galt als erhabenes Symbol für *Reinheit und klares Bewusstsein*. Es wurde in heiligen Reinigungszeremonien verräuchert, um Räume von negativen Energien zu reinigen und das Herz von Schuld Schwere zu befreien.

Als David in seiner Reue nach einem Fehltritt betete, weil er Bathseba unrechtmäßig in sein Leben holte, flehte er: *„Entsündige mich mit Ysop, dass ich rein werde; wasche mich,* *dass ich schneeweiß werde."* Der erfrischende, minzige Duft von Ysop wurde nicht nur als geistig reinigend angesehen. Sondern auch als befreiend von bösen Geistern und unmoralischen Tendenzen.

Es sollte von Unmoral und bösen Gedanken befreien. Und tatsächlich stimuliert der Dufteinfluss dieses Krautes die Kreativität und beflügelt zu Höherem.

Beim Auszug der Israeliten aus Ägypten spielte Ysop ebenfalls eine bedeutende Rolle. Um sich vor der Pest zu schützen, rieben sie Ysop, vermischt mit anderen Mitteln, an ihre Türpfosten. (2. Mose 12:22)

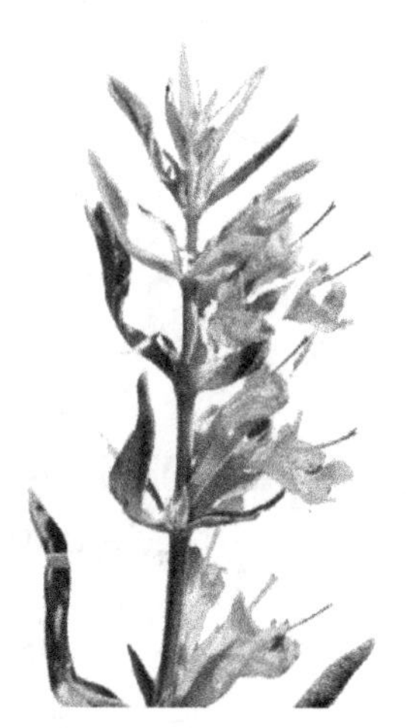

Auch im letzten Moment im Leben Jesu wird Ysop erwähnt: Als er am Kreuz sprach: *„Mich dürstet",* reichte man ihm einen Schwamm, getränkt mit Essig, an einem Ysop Zweig. (Psalm 69:21, Johannes 19:29).

Heute: Der reinigende Duft von Ysop wird verwendet, um Räume von negativen Emotionen und schwerer Energie zu befreien. Es transformiert dichte Gedankenformen, die in der Atmosphäre haften, und bringt Leichtigkeit und Klarheit – wie ein frischer Wind, der die „dicke Luft" vertreibt.

In der Kräuterkunde von Hildegard von Bingen findet Ysop ebenfalls Anwendung, sowohl als reinigende Essenz als auch als aromatische Zutat in der Küche.

Die Kraft des Ysops

Aurelius Silvanus war ein bescheidener Kräuterkundler, der in einem kleinen Dorf am Rande des Römischen Reiches lebte. Sein Heim, umgeben von üppigen Wäldern und duftenden Heilkräutern, war eine Oase des Wissens und der Heilung. Über Generationen hatte seine Familie die Kunst der Kräuterkunde gepflegt und verfeinert. Sein Vater und Großvater hatten ihm die Geheimnisse der Natur und die Gabe, aus Pflanzen heilsame Öle zu gewinnen, anvertraut.

In einem abgelegenen Raum seines Hauses, den er liebevoll „mein kleiner Laden" nannte, sammelten sich betörende Düfte, feine Fläschchen und jahrhundertealte Schriften. Oft saß Aurelius dort, das warme Licht einer flackernden Kerze spiegelte sich in seinen weisen, nachdenklichen Augen, während er in der Bibel oder in dicken Kräuterbüchern blätterte.

Die Menschen kamen von weit her, um den alten Mann mit dem weißen Bart aufzusuchen. Sein Ruf als Heiler war weit über die Grenzen seines Dorfes hinaus gedrungen. Viele sahen in ihm ihre letzte Hoffnung, wenn andere Heilmethoden versagt hatten.

Eines Tages betrat eine junge Frau namens Flavia seinen bescheidenen Laden. An ihrer Seite war ihr kleiner Sohn, dessen abgehackter Husten die Stille durchbrach. Flavias Gesicht war gezeichnet von Sorge und Müdigkeit, und ihre Stimme zitterte, als sie sprach: „Meister Aurelius, ich habe alles versucht, um meinen Sohn zu heilen, doch nichts hat geholfen. Ihr seid meine letzte Hoffnung."

Aurelius hörte aufmerksam zu, betrachtete den Jungen mit prüfendem Blick und nickte schließlich. „Wartet hier einen Moment", sagte er mit ruhiger Stimme. Er verschwand er in den hinteren Raum und kehrte mit einem kleinen bernsteinfarbenen Fläschchen zurück,

"Ysop", erklärte er und hielt das Fläschchen in der Hand, "ist ein Geschenk der Natur und ein Heilmittel, das schon in unseren heiligen Schriften gepriesen wurde. Es reinigt nicht nur unsere Gedanken und Gefühle, sondern auch den Körper. Sein erfrischender, reinigender Duft löst Schleim und beruhigt die Atemwege."

Er zeigte Flavia geduldig, wie sie dieses Öl verwenden sollte: „Erhitze abends warmes Wasser und gib einige Tropfen Ysopöl hinein. Lass deinen Sohn die aufsteigenden Dämpfe tief einatmen. Es wird seinen Atem erleichtern und seine Nächte ruhiger machen."

Mit Tränen der Erleichterung nahm Flavia das Fläschchen entgegen. „Ich danke Euch von Herzen", flüsterte sie, während Hoffnung wie ein Lichtstrahl in ihr Herz drang. Mit diesen Worten verließ Flavia den kleinen Laden, das kostbare Ysopöl an ihre Brust gedrückt. Die Zukunft schien ihr plötzlich weniger düster, und in ihrem Herzen wuchs die Gewissheit, dass ihr Sohn bald wieder frei atmen würde.

Zwei Wochen später kehrte Flavia mit ihrem Sohn zurück – gesund und voller Lebensfreude. Ihre Dankbarkeit kannte keine Grenzen, als sie Aurelius' Weisheit und die heilende Kraft des Ysopöls pries. Es hatte ihr Kind geheilt, nachdem alles andere versagt hatte.

Diese Geschichte lehrt uns eine wichtige Lektion:
Ysop – ein altes biblisches Öl, das wegen seiner Einfachheit oft übersehen wird, birgt ein außergewöhnliches Potenzial zur Heilung.

In jüngster Zeit durchgeführte Forschungen haben gezeigt, dass Ysopöl expektorierende Eigenschaften besitzt, die helfen, Schleim aus den Atemwegen zu entfernen – was seine rasche Wirksamkeit bei der Behandlung von Flavias Sohn erklärt. Seine antiseptische Natur unterstützt zudem die Abwehr von Infektionen und stärkt die allgemeine Immunität.

Die Geschichte des kräuterkundigen Aurelius und Flavia unterstreicht die zeitlose Kraft alter Weisheit, die durch modernes Wissen bestätigt wird. Sie erinnert uns daran, unsere Wurzeln wiederzuentdecken und das Heilpotenzial natürlicher Heilmittel wie Ysopöl wertzuschätzen.

Das alte biblische Öl Ysop ist nicht nur ein religiöses Symbol vergangener Zeiten, sondern auch ein wirksames Heilmittel gegen vielfältige Beschwerden. Seine heilenden Eigenschaften haben die Jahrhunderte überdauert und bieten auch heute noch Linderung. Wenn wir es in unseren modernen Lebensstil integrieren, können wir nicht nur von seinen gesundheitlichen Vorteilen profitieren, sondern uns auch wieder mit unseren spirituellen Wurzeln verbinden.

Was uns Ysop lehrt

Ysopöl und seine uralten Wurzeln:

Ysop zählt zu den biblischen Pflanzen, deren genaue Zuordnung aufgrund zahlreicher Unterarten eine Herausforderung darstellt. Doch auch wenn der heute bekannte *Hyssopus officinalis* nicht exakt der in der Bibel erwähnten Pflanze entspricht, teilt er dennoch viele der Eigenschaften jenes aromatischen Krauts, das in der Heiligen Schrift erwähnt wird.

Anwendung von Ysop im Altertum

Das heilige Ritual der Reinigung: Der Name Ysop leitet sich vom griechischen Wort "hyssopos" ab, was "*heiliges Kraut*" bedeutet. Schon seit Jahrtausenden wird Ysop als reinigendes Kraut geschätzt – sowohl wegen seiner antiseptischen Wirkung als auch seiner spirituellen Bedeutung.

Sowohl die Ägypter als auch die Hebräer nutzten Ysop, um Räume zu reinigen, in denen sie beteten oder Kranke behandelten. Der aufsteigende, frisch duftende Rauch vertrieb nicht nur Keime, die in Ritzen und Spalten lauerten, sondern löste auch energetische Disharmonien auf. Diese Reinigung war nicht nur physisch, sondern auch emotional und spirituell bedeutsam.

Ysop – eine kräftige Heilpflanze: Der lateinische Name *Hyssopus officinalis* weist darauf hin, dass Ysop traditionell als Heilpflanze verwendet wurde. Historische Berichte zeigen, dass Ysop bei Atemwegs-Erkrankungen, zur Abwehr von Parasiten und

Infektionen sowie zur Wundheilung eingesetzt wurde. In der Antike wurde Lepra als Folge der Sünde des Stolzes angesehen, und Ysop galt als reinigendes Mittel für diese Krankheit.

Ysopöl und die Schwarze Pest: Während der Zeit der Schwarzen Pest im Mittelalter war Ysopöl aufgrund seiner vermeintlich schützenden Eigenschaften sehr gefragt. Menschen trugen kleine Beutel mit Ysop um den Hals, in der Hoffnung, sich vor der tödliche Krankheit zu schützen. Diese Praxis verdeutlicht, wie stark der Glaube an die reinigende und heilende Kraft des Ysops damals war.

Ysopöl: Alte Weisheit trifft auf moderne Wissenschaft

Die Verbindung aus uralter Überlieferung und moderner Forschung macht Ysopöl zu einem faszinierenden Thema. Hier sind einige wissenschaftliche Erkenntnisse, die die Heilkraft dieses biblischen Öls bestätigen:

Antivirale Eigenschaften:

Eine Studie aus dem Jahr 2014 zeigte, dass das ätherische Öl von Ysop starke antivirale Eigenschaften besitzt, insbesondere gegen das *Herpes-simplex*-Virus Typ 1. Diese Erkenntnis deutet darauf hin, dass Ysopöl als natürliche Alternative zur Bekämpfung dieses Virus eingesetzt werden könnte – ein wertvoller Ansatz für all jene, die nach natürlichen Heilmitteln suchen. ("*Antivirale Aktivität des Extrakts von Hyssopus officinalis gegen Herpes-simplex-Virus Typ 1*", Vladimir-Knežević et al., 2014)

Antibakterielle Eigenschaften:

Ysopöl erwies sich in einer 2017 durchgeführten Studie als wirksam gegen bestimmte Krankheitsstämme gramnegativer Bakterien. Diese antimikrobiellen Eigenschaften machen es zu einer vielversprechenden Wahl zur natürlichen Bekämpfung bakterieller Infektionen, insbesondere in Umgebungen mit erhöhtem Infektionsrisiko. (*"Antimikrobielle Aktivität des ätherischen Öls von Hyssopus officinalis L. gegen Krankenhausstämme gramnegativer Bakterien"*, Kowalczyk et al., 2017)

Angstlösende Eigenschaften:

Die Hauptkomponente von Ysopöl, Pinocamphon, zeigte in einer Studie von 2012 anxiolytische Effekte, also die Fähigkeit, Angstzustände zu reduzieren. Diese Eigenschaft macht Ysopöl zu einer natürlichem Unterstützung für geistiges Wohlbefinden und hilft, Stress und Ängste auf sanfte Weise zu lindern. (*"Anxiolytische Wirkung des ätherischen Öls von Hyssopus officinalis L."*, Vissiennon et al., 2012)

Schleimlösende Eigenschaften:

Ysopöl hat eine lange Tradition in der Behandlung von Atemwegserkrankungen. Seine krampflösenden und schleimlösenden Eigenschaften unterstützen die Linderung von Husten und helfen, Schleim von den Atemwegen zu entfernen. Diese Wirkung macht es selbst heute noch zu einem Bestandteil in natürlichen Hustenmitteln und -bonbons.

Neuroprotektive Eigenschaften:

Ysopöl hat das Potenzial, das Nervensystem zu schützen und seine Gesundheit aufrechtzuerhalten. Seine nerven-schützenden Eigenschaften unterstützen nicht nur die Stabilität des Nervensystems, sondern können auch bei der Bewältigung von Nervenerkrankungen hilfreich sein. Dieses natürliche Öl wird zunehmend als sanfte Unter-stützung für das Gehirn und die Nervenfunktion betrach-tet.

Verdauungsfördernde Eigenschaften:

Die karminativen Eigenschaften von Ysopöl sind dafür be-kannt, Blähungen und Bauchbeschwerden zu lindern, in-dem sie helfen, überschüssige Gase aus dem Körper auszutreiben. Zusätzlich regt Ysopöl die Produktion von Galle an, was die Verdauung und die Aufnahme von Fet-ten unterstützt. Diese verdauungsfördernde Wirkung macht Ysopöl zu einem wertvollen Begleiter für diejeni-gen, die auf natürliche Weise ihr Verdauungssystem stär-ken möchten.

Ysopöl zeigt somit seine Vielseitigkeit – es schützt nicht nur Nerven und för-dert die mentale Gesund-heit, sondern unterstützt auch die körperliche Ge-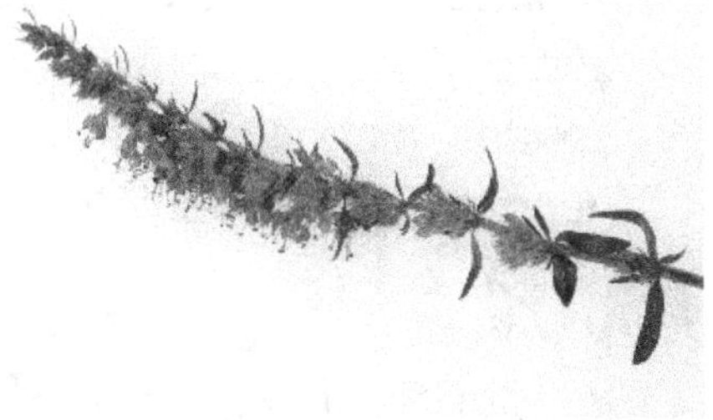
sundheit durch eine sanfte Förderung der Verdauung. Ein weiteres Beispiel für die einzigartige Verbindung von alter Heiltradition und moderner Wissenschaft.

Die Rolle des Ysopöls in der Aromatherapie:

Erfrischend und beruhigend: In der Aromatherapie schätzt man Ysopöl wegen seines einzigartigen belebenden und dennoch beruhigenden Dufts. Dieser klare, süße und kräuterartige Duft regt den Geist an, fördert die Konzentration und schafft eine angenehme Atmosphäre. Gleichzeitig wirkt es beruhigend und wärmend, was es ideal für Entspannung und Meditation macht. Vernebelt in einem Aroma-Diffuser, hilft es, Angst und Stress zu reduzieren, und kann in Verbindung mit Rosmarin- oder Pfefferminzöl geistige Erschöpfung lindern.

Unterstützung bei der Entgiftung: Ysopöl ist bekannt für seine harntreibenden Eigenschaften, die den Körper bei der Entgiftung unterstützen. Es hilft, überschüssige Wassereinlagerungen auszugleichen und fördert so das allgemeine Wohlbefinden.

In der Hautpflege: Ysopöl überzeugt in der Hautpflege durch seine adstringierenden und verjüngenden Eigenschaften. Bereits die alten Ägypter erkannten seinen Nutzen und integrierten es in ihre Pflege. Heute wird es besonders geschätzt, um die Haut zu straffen und ein jugendliches Erscheinungsbild zu bewahren.

Vorsichtshinweise: Trotz seiner zahlreichen Vorteile ist Ysopöl nicht für jeden geeignet. Aufgrund des hohen Pinocamphon-Gehalts wird es nicht für schwangere Frauen oder Menschen mit Epilepsie empfohlen. Pinocamphon besitzt zwar antimikrobielle Eigenschaften, kann aber bei empfindlichen Personen unerwünschte Wirkungen hervorrufen.

Atemwegsgesundheit und Stressbewältigung: Ysopöl wird oft eingesetzt, um die Atemwege zu stärken und zu beruhigen. Dank seiner potenziellen antibakteriellen, antiviralen und entzündungshemmenden Eigenschaften ist es eine wirksame natürliche Unterstützung bei Erkältung oder Stress.

Ysopöl ist ein wahres Geschenk der Natur für die Aromatherapie – ein erfrischender Duft, der Körper und Geist stärkt und uns mit der reinigenden Kraft der Pflanzen verbindet.

Zitate aus der Fachzeitschrift

- **Antibakterielle Eigenschaften:** "Das ätherische Ysopöl hat eine signifikante antibakterielle Aktivität gezeigt." (*Journal of Essential Oil Research*).

- **Antioxidative Wirkungen:** "Ätherische Öle von *Hyssopus officinalis* könnten wegen ihrer antioxidativen Aktivitäten als natürlicher Konservierungsstoff in der Lebensmittel- und Pharmaindustrie verwendet werden." (*Food Chemistry Journal*).

- **Entzündungshemmende Eigenschaften:** „Ysopöl hat entzündungshemmende und antivirale Aktivitäten gezeigt" (*Journal of Ethnopharmacology*).

- **Pilzhemmende Wirkungen:** "*Hyssopus officinalis* Öl zeigte starke antimykotische Aktivität gegen *Candida*-Arten." (*Journal of Medicinal Plants Research*).

Diese Studien bestätigen die vielseitigen therapeutischen Eigenschaften des Ysopöls und zeigen, dass dieses alte Bibelöl auch in der modernen Wissenschaft Anerkennung findet.

Ysop in der kulinarischen Welt

Neben seinen medizinischen und aromatherapeutischen Anwendungen hat Ysop auch einen festen Platz in der kulinarischen Welt gefunden. Sein süßer, aromatischer und leicht herber Geschmack macht das Kraut und sein ätherisches Öl zu einer geschätzten Zutat in der mediterranen Küche.

Ysop wird sparsam verwendet, um Suppen, Salate und herzhafte Gerichte wie Eintöpfe und Fleischspeisen zu verfeinern. Aufgrund seines intensiven Aromas genügt oft eine kleine Menge, um den Speisen eine besondere Note zu verleihen. Darüber hinaus wird Ysopöl zur Aromatisierung von Likören und Essigen eingesetzt, wo sein charakteristischer Geschmack den Genuss abrundet.

Schon Hildegard von Bingen, die bekannte Mystikerin, Äbtissin und Naturheilkundlerin des Mittelalters, schätzte Ysop. In ihrem Werk *Physica* beschrieb sie die vielfältigen Anwendungsmöglichkeiten dieses Krauts. Hildegard lobte Ysop für seine reinigenden Eigenschaften und empfahl es zur Förderung der Verdauung, zur Reinigung des Körpers und zur Stärkung der Lebenskraft.

Ysop vereint somit in sich die Kraft der Natur für Gesundheit und Genuss – eine Pflanze, die kulinarischen Genuss mit traditionellen Heilwirkungen verbindet.

Renaissance-Künstler und Ysopöl:

Ysopöl hatte während der Renaissance eine überraschende Rolle: Künstler nutzten es als Bindemittel für ihre Pigmente und um ihre Farbmischung geschmeidig zu halten. Ysopöl trug dazu bei, dass die Ölfarben ihre Strahlkraft behielten und ihre Haltbarkeit verbesserte. Es wird vermutet, dass seine natürlichen konservierenden Eigenschaften dazu beitrugen, die beeindruckende Langlebigkeit vieler Gemälde aus dieser Epoche zu sichern.

Darüber hinaus verlieh sein aromatischer Duft den Ateliers eine inspirierende Atmosphäre, in der Kunst und Kreativität miteinander verschmolzen. Den Meisterwerken, die bis heute bewundert werden, könnten also auch ein Hauch der reinigenden und schützenden Kraft von Ysop innewohnen.

Ysop Tipps zur täglichen Anwendung

- **Hautpflege:** Verdünne Ysopöl mit einem Trägeröl wie Kokos- oder Jojobaöl, bevor du es auf die Haut aufträgst. Führe vor der ersten Anwendung einen Hauttest durch, um mögliche Reizungen zu vermeiden.

- **Atemwege:** Laut Robert Tisserand können die schleimlösenden Eigenschaften des Ysopöls Erleichterung bei Atemwegserkrankungen bieten. Das Inhalieren oder Vernebeln helfen, die Atemwege zu öffnen.

- **Verdauung:** Mit seinen verdauungsfördernden Eigenschaften unterstützt Ysopöl ähnlich wie Pfefferminze die Verdauung und kann Blähungen lindern.

- **Emotionales Wohlbefinden:** Der beruhigende Duft des Ysopöls hilft bei Angst und Depression. Ein einfacher Atemzug direkt aus dem Fläschchen oder die Diffusion im Raum schafft eine entspannte, wohltuende Atmosphäre.

- **Natürliche Frische:** Ysop ist ein ideales Schutzöl und kann als natürliched Deodorant dienen. Gib je einen Tropfen Ysopöl und Lavendelöl in die Achselhöhlen, um selbst bei starker Schweißbildung Frische zu bewahren.

- **Qualität zählt:** Achte darauf, Ysopöl nur von einem vertrauensvollen Lieferanten zu kaufen, um maximale Reinheit und Sicherheit zu gewährleisten.

Mehr als alte Weisheit: Die Verwendung biblischer Öle wie Ysop ist mehr als nur eine Rückkehr zu alter Tradition – es ist ein Schritt in Richtung ganzheitlicher Gesundheit. Verbunden mit moderner wissenschaftlicher Forschung bietet Ysopöl natürliche Lösungen, die Körper, Emotionen und Geist gleichermaßen bereichern.

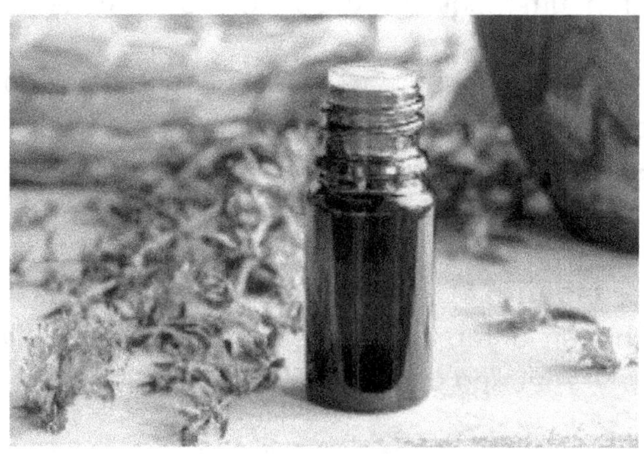

Ysop

Lateinischer Name: *Hyssopus officinalis*
Botanische Familie: *Lamiaceae*
Standort: Europa (Frankreich, Ungarn), Mittelmeerraum
Extraktionsmethode: Wasserdampfdestillation aus den Blättern und Blüten
Hauptbestandteile: Ketone (39-65 %), Monoterpene (20-40 %), Sesquiterpene (3-7 %)
ORAC: 20.900 µTE/100g

Historische Nutzung: Seit Jahrhunderten in der Volksmedizin und als Räucherstoff verwendet

Medizinische Eigenschaften: Entzündungshemmend, antiseptisch, pilzhemmend, atmungsunterstützend, fettstoffwechselregulierend, antiviral, antibakteriell, antiparasitär

Verwendung: In der Aromatherapie, zur Unterstützung der Atemwege, bei Parasiten (besonders Würmern), viralen Infekten, Kreislaufproblemen; fördert die Kreativität und Meditation

Duftwirkung: Frisch, minzig, kräuterartig, herb, leicht bitter

Anwendung: Verdünnt auftragen oder aromatisch verwenden

Warnung: Nicht für Epileptiker geeignet.

Zedernholz – Die Zeder von Libanon

*„Der Gerechte sprießt wie die Palme,
er wächst wie die Zeder des Libanon."*

Psalm 92:13

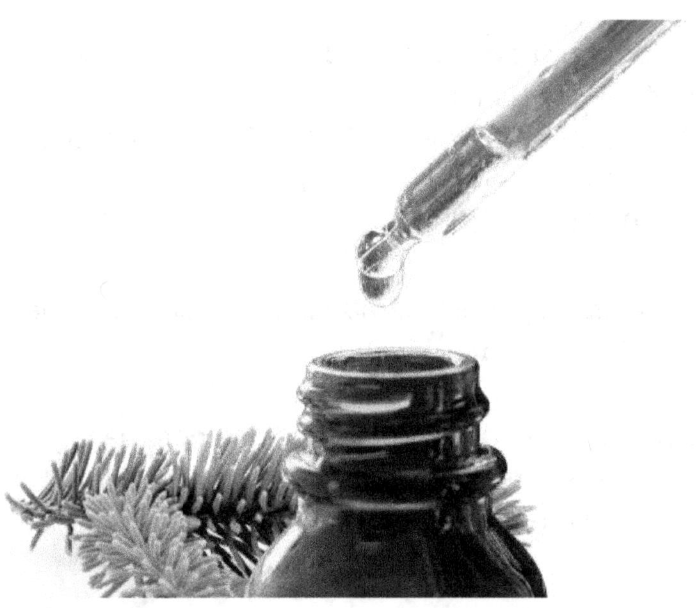

Die majestätische Zeder von Libanon (*Cedrus libani*), ein Symbol von Stärke und Langlebigkeit, gehört zur Familie der *Pinaceae* oder Kieferngewächse. Diese beeindruckenden Baumriesen, die bis zu 50 Meter hoch und über 1.000 Jahre alt werden können, sind tief in der Geschichte verwurzelt. Nur wenige der uralten Zedern stehen noch heute, geschützt im Libanon und auf Zypern. Ihre nächste bekannte Verwandte, die Atlaszeder (*Cedrus atlantica*), repräsentiert die gleiche majestätische Natur.

Der Duft und die Essenz der Zeder: Zedernholzöl gehört zu den ältesten Ölen, die je destilliert wurden. Es wird aus der Rinde des Baumes gewonnen und ist außergewöhnlich reich an Sesquiterpenen (55-90 %), die für seine reinigenden und harmonisierenden Eigenschaften verantwortlich sind. Sein Duft – beruhigend, reinigend und zugleich lebendig – enthält subtile Noten von Zitrone, die das Aroma frisch und erhebend machen.

Anwendungen:

Einst: Die Zeder war in der Antike mehr als ein Baum – sie war ein Symbol für Stärke, Würde und zeitlose Schönheit. Die Kelten bezeichneten sie als *„Baum der Erleuchtung"*, *„ein Baum der wahren Größe und vernunftvollen Führung"*. Ihre männliche Kraft schenkte Geborgenheit, Ruhe und Schutz und half, Stress und Ängste zu lösen. Ihr unverkennbarer Duft stärkte Geduld, Ausdauer und das Urvertrauen, das in der göttlichen Zusage *„Ich bin immer bei dir"* tief verwurzelt war.

In rituellen Reinigungszeremonien wurde Zedernholzöl verwendet, ebenso bei der Räucherung heiliger Stätten und im Mumifizierungsprozess. Die „Zedern des Libanon" waren nicht nur für ihre Langlebigkeit berühmt, sondern auch ein essenzielles Baumaterial für Salomos prächtigen Tempel. (1. Könige 4:33)

Interessanterweise gilt Zedernholz als eines der ersten destillierten ätherischen Öle der Geschichte und ist über 5.000 Jahre bekannt. In der Antike salbten Priester das rechte Ohr, den rechten Daumen und den rechten großen Zeh – Reflexzonen, die heute mit emotionaler Befreiung und der Fähigkeit zur Loslösung von Ängsten in Verbindung gebracht werden. Diese Salbungen waren jedoch den Königen und Priestern vorbehalten, ein Zeichen von göttlicher Gnade und Macht.

Heute wird das Zedernöl äußerlich, in der Chakrenarbeit sowie aromatisch verwendet und beeinflusst das limbische System. Moderne Studien bestätigen die Wirksamkeit dieser uralten Praktiken.

Die Beständigkeit von Zedernholz

Während eines Besuchs bei einem alten Freund, einem Meisterparfümeur, entdeckte ich die tiefe Bedeutung von Zedernholz – weit über seinen Duft hinaus. Sein Geschäft, ein Paradies für Liebhaber kostbarer Düfte, war erfüllt von exotischen Essenzen, doch Zedernholz hatte einen besonderen Platz in seinem Herzen.

Er erzählte mir, wie er Kunden oft anhand ihrer Reaktion auf das Zedernholzöl einschätzte. „Diejenigen, die seinen warmen, holzigen Duft mit einem Hauch von Süße wirklich genießen, erkennen intuitiv seinen Wert," sagte er schmunzelnd. „Die Zedern des Libanon waren nicht nur ein Symbol für Stärke", sagte er, „sie waren ein Zeichen für Langlebigkeit und innere Ruhe."

Seine Worte schienen den Raum mit Bedeutung zu füllen. „Die widerstandsfähige Natur dieser Bäume erinnert uns an unsere eigene Reise", fügte er hinzu. „Zedernholz lehrt uns, standhaft zu bleiben – auch in Zeiten der Prüfung."

Als ich mich verabschiedete, hielt er inne und sagte mit leiser Eindringlichkeit: „Vergiss nie, dass die Zeder weit mehr als ein Duft ist. Sie ist eine weise Lehrerin, die uns Standhaftigkeit und innere Ruhe selbst in den schwierigsten Momenten schenkt – eine tiefe Gewissheit, die uns stets begleitet."

Eine Botschaft für dich: Jedes Mal, wenn du den beruhigenden Duft von Zedernholzöl einatmest, lass dich von seiner biblischen Symbolik inspirieren.

Es erinnert uns daran, dass wir tief in uns selbst verwurzelt bleiben können, ganz gleich, wie stürmisch das Leben um uns herum wird. Wie die Zeder, die über Jahrhunderte den Elementen trotzt, tragen auch wir die Kraft der Beständigkeit in uns.

Zedernholz ist mehr als nur ein aromatisches Geschenk – es ist ein stiller Begleiter auf dem Weg zu innerer Ruhe und spiritueller Stärke.

Wichtigste Erkenntnis: Zedernholzöl ist ein Sinnbild für Beständigkeit, innere Stärke und tiefen Glauben. Sein balsamischer Duft erinnert uns daran, auch in den Stürmen des Lebens verwurzelt und standhaft zu bleiben, während er uns gleichzeitig dazu einlädt, unsere spirituelle Verbindung zu vertiefen.

Wie die majestätische Zeder des Libanon, deren Wurzeln fest in der Erde verankert sind, während ihre Krone gen Himmel strebt, verbindet uns dieses Öl mit der ewigen Weisheit der Natur – eine Brücke zwischen dem Irdischen und dem Göttlichen.

"Die Gerechten werden wie eine Palme blühen, sie werden wachsen wie die Zedern des Libanon." - Psalmen 92:12

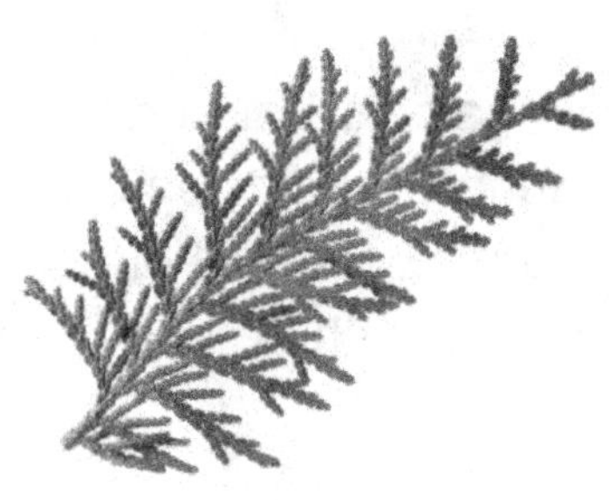

Uralter Zedernbaum: Symbol der Stärke, Würde und Schönheit

Auch das Holz der Zeder ist reich an Geschichte. Die in der Bibel erwähnte Zeder von Libanon (*Cedrus libani*) ist eine der majestätischsten Koniferen der Menschheitsgeschichte. Ihr balsamischer Duft zählt zu den ältesten bekannten Aromastoffen, reich an Sesquiterpenen – den aromatischen Verbindungen, die sie so unverwechselbar machen. Zudem ist das Zedernholz einer der ersten Rohstoffe, aus denen destillierte Öle hergestellt wurden.

Die Zeder des Libanon beeindruckt durch ihre Erscheinung: ein immergrüner Baum mit einer pyramidenförmigen oder säulenförmigen Krone, deren blaugrüne bis dunkelgrüne Nadeln in kleinen Büscheln wachsen. Während die Rinde junger Bäume noch glatt und grau ist, wird sie mit der Zeit rissig und furchig – ein Zeichen von Stärke und Langlebigkeit.

Der Baum des Lebens

In der Bibel wird das Zedernholz oft als Symbol für *Fülle, Weisheit und Schutz* beschrieben. Besonders in den Psalmen wird die Zeder des Libanon als Sinnbild für Größe und Beständigkeit erwähnt. Ihr unverwechselbarer Duft – eine Mischung aus harzigen, holzigen und leicht süßen Noten – spielte in der Antike eine bedeutende Rolle. Zedernholz galt als Baum des Lebens und wurde in rituellen Reinigungszeremonien verwendet, um Körper und Geist zu erneuern. Sein Öl diente dazu, Räume zu reinigen und eine Atmosphäre von Ruhe und Geborgenheit zu schaffen.

Die Kelten verehrten die Zeder als *„Baum der Erleuchteten"*, ein kraftvolles Sinnbild für geistige Klarheit und innere Stärke. Während junge Zedern mit ihrer säulen- oder pyramidenförmigen Gestalt beeindruckten, entfalten ältere Zedern majestätisch ihre weit ausladenden Kronen. Im Schutz dieses natürlichen Daches verweilend, blickten die Kelten ehrfürchtig zu den mächtigen Stämmen empor, die sich scheinbar endlos gen Himmel erstreckten. Für sie war die Zeder ein stiller Wegweiser zu einem erfüllten Leben – ein Symbol für Geduld, Weisheit und die tiefe Achtung vor der göttlichen Ordnung des Universums.

Wenn der Wind sanft durch die Zweige streicht, trägt er auch heute noch das leise Lied der Sphären in die Welt hinaus. Man spürt eine tiefere Kraft, die sich in der Zeder offenbart, und das Herz wird himmelwärts getragen. Die Zeder war und ist ein lebendiges Symbol für die unerschütterliche Verbindung zwischen Himmel und Erde.

Das Geheimnis der alten Ägypter

Die alten Ägypter erkannten früh, dass die Zeder eine kraftvolle Schutzwirkung besaß, die vor Verfall bewahrte. Antike Schriftrollen belegen, dass Zedernholz daher ein essenzieller Bestandteil des Mumifizierungsprozesses war. Sie schätzten das Öl wegen seiner konservierenden Eigenschaften und glaubten, der aufsteigende, balsamische Duft geleite die Verstorbenen sicher ins Jenseits. Neben Myrrhen- und Sandelholzöl galt Zedernholzöl als einer der heiligsten und wertvollsten Stoffe dieser Zeit.

Doch die Zeder diente nicht nur der Konservierung. Ihr Öl fand auch in der Herstellung von Kosmetika und Parfüms Anwendung. Man kann sich die letzte Pharaonin Ägyptens, Cleopatra, in von Wohlgerüchen durchzogenen Gewändern vorstellen, wie sie anmutig durch ihren Palast schritt – Julius Caesar erwartend. Ihr königlicher Duft, eine Mischung aus Zedernholz, Myrrhe und anderen kostbaren Essenzen, umhüllte sie wie ein unsichtbarer Schleier.

Wie muss das stolze Herz des mächtigen Kaisers höher geschlagen haben, als Cleopatra ihn mit dieser betörenden Aura und ihrem unvergleichlichen Charisma empfing. Es heißt, selbst der Himmel habe sich ehrfürchtig vor ihnen und ihrer zeitlosen Liebe verneigt – ein Symbol für die unvergängliche Kraft der Zeder, die sowohl die Ewigkeit des Seins als auch die Tiefe menschlicher Emotionen einfängt.

Zedernholzöl und die Wissenschaft

Das ätherische Zedernholzöl, gewonnen aus der Rinde und den Nadeln von Zedernbäumen, fasziniert die Wissenschaft aufgrund seiner vielseitigen Anwendungsmöglichkeiten und gesundheitlichen Vorteile. Bereits seit Jahrtausenden wird es für seine beruhigenden, antiseptischen und hautfreundlichen Eigenschaften geschätzt. Die moderne Wissenschaft bestätigt viele dieser traditionellen Ansätze. Von seinen beruhigenden Effekten bis hin zur Verbesserung der Hautgesundheit, der Verwendung als Antiseptikum, Diuretikum und zur Behandlung von Pilzinfektionen ist dieses aromatische Öl ein wahrer Schatz an Wohlbefinden.

Hier sind einige faszinierende Forschungsergebnisse und Fakten über das ätherische Zedernholzöl.

Zedernholzöl und Schlaf

Eine Studie, veröffentlicht im *Journal of Alternative and Complementary Medicine*, zeigte, dass das Einatmen von Zedernholzöl die Gesamtschlafzeit signifikant erhöhen kann. Besonders Menschen mit Schlafstörungen könnten von seinem beruhigenden Einfluss profitieren.

Beruhigende und erdende Wirkung

In der Aromatherapie ist Zedernholzöl ein geschätzter Begleiter, um Stress und Ängste abzubauen. Sein balsamisch süßer Duft fördert innere Ruhe und schafft eine Atmosphäre, die Entspannung und Ausgeglichenheit unterstützt.

"Der größte Reichtum ist Gesundheit."

- Virgil

Antiseptische Eigenschaften

Die antiseptischen Wirkungen von Zedernholzöl, die bereits in der traditionellen Medizin genutzt wurden, wecken auch heute wissenschaftliches Interesse. Seine Fähigkeit, Wunden vor Infektionen (Tetanus) zu schützen, ist ein faszinierendes Feld für weitere Forschungen.

Die ADHS Studie mit Zedernholzöl

Eine im Jahr 2018 veröffentlichte Studie im *Journal of Alternative and Complementary Medicine* belegt, dass Zedernholzöl helfen kann, Symptome von ADHS bei Kindern zu reduzieren. Dies macht es zu einem wertvollen Ansatz in der ganzheitlichen Unterstützung von Kindern mit Aufmerksamkeitsdefiziten.

Zedernholzöl und Hautgesundheit

Das *Journal of Dermatological Science* dokumentierte die entzündungshemmende Wirkung von Zedernholzöl. Diese Fähigkeit macht es zu einer natürlichen Unterstützung bei Hautproblemen wie Ekzemen, Akne oder anderen Hautreizungen.

Zedernholz und Haarwachstum

Eine weitere bemerkenswerte Entdeckung, veröffentlicht in den *Archives of Dermatological Research,* zeigt, dass Zedernholzöl zusammen mit anderen ätherischen Ölen wie Lavendel und Rosmarin das Haarwachstum fördern kann. Für Menschen mit Haarausfall oder dünner werdendem Haar eröffnet dies natürliche Alternativen zur Unterstützung gesunder Haare.

Die Wissenschaft beweist erneut, dass die Schätze der Natur, wie das Zedernholzöl, nicht nur ihre Bedeutung in der Vergangenheit hatten, sondern auch in der modernen Welt wertvolle Anwendungen finden – eine Verbindung von alter Weisheit und neuem Wissen, die uns weiterhin begeistert und bereichert.

Weitere faszinierende Fakten über Zedernholzöl

Natürlicher Insektenschutz: Zedernholzöl ist bekannt für seine Fähigkeit, Insekten fernzuhalten und wird häufig im Bio-Gartenbau verwendet. Ein Spray aus Wasser und einem Tropfen Zedernholzöl schützt Pflanzen vor Schädlingen. Auf die Haut aufgetragen, wirkt es ebenso effektiv gegen Mücken und andere stechende Insekten. Auch als Mittel gegen Motten ist es bewährt: Zederntruhen und -schränke verdanken ihre Beliebtheit nicht zuletzt der mottenabweisenden Wirkung des Öls, die wertvolle Kleidung schützt.

Ein Duft für IHN: In der Parfümindustrie wird Zedernholzöl wegen seines warmen, holzigen Aromas geschätzt. Es ist eine begehrte Duftnote in Kölnischwasser und Aftershaves und unterstreicht die elegante, maskuline Ausstrahlung.

Holzschutzmittel: Zedernholzöl dient nicht nur der Parfümierung, sondern auch dem Schutz. Es konserviert Holz auf natürliche Weise, bewahrt es vor Verfall, Insektenbefall und Pilzbildung – eine ökologisch wertvolle Alternative in der Holzverarbeitung.

Kunst und Geschichte: Eine unerwartete Rolle spielt Zedernholzöl in der Kunstgeschichte. Bei den ältesten bekannten Ölgemälden, gefunden in den Bamiyan-Höhlen Afghanistans (7. Jahrhundert nach Christus), nutzten Künstler Zedernholzöl, gemischt mit Walnuss- oder Mohnsamenöl und Pigmenten, um ihre Werke zu schaffen. Dieser Einsatz belegt, dass die Konservierungseigenschaften des Öls auch in der Kunst geschätzt wurden.

Zedernholzöl ist weit mehr als ein duftender Begleiter – es ist ein natürlicher Alleskönner, dessen Nutzen sich von der Gesundheit über den Alltag bis hin zur Kunst erstreckt.

"Jeder Mensch ist der Autor seiner eigenen Gesundheit oder Krankheit."

– Buddha

Aus wissenschaftlichen Publikationen über Zedernholzöl

- **Beruhigende Wirkung:** Laut *Journal of Ethnopharmacology* hat "Zedernholzöl beruhigende Wirkungen und kann helfen, Angstzustände zu verringern."

- **Schlafinduzierende Wirkung:** Studien, veröffentlicht im *Journal Sleep,* zeigen, dass die Inhalation von Cedrol – einer Hauptkomponente des Zedernholzöls – die Schlafdauer signifikant erhöhen kann.

- **Hilfe bei Haarausfall:** Eine in den *Archives of Dermatological Research* veröffentlichte Studie ergab, dass "Zedernholzöl Haarausfall bei Patienten mit *Alopecia areata* reduzieren kann."

- **Entzündungshemmende Eigenschaften:** Gemäß *Phytotherapy Research* hat " ätherische Zedernholzöl entzündungshemmende Wirkungen, die helfen können, Entzündungen und Schmerzen zu lindern."

- **Stresslindernde Eigenschaften:** Das *Journal of Medicinal Plants Studies* hebt hervor, dass "ätherisches Zedernholzöl stresslindernde Eigenschaften besitzt, die bei der Reduzierung von Stress und Angst helfen können."

- **Dermatologische Vorteile**: Nach *Complementary Therapies in Clinical Practice* zeigt "Zedernholzöl Potenzial als Akne-Behandlung aufgrund seiner antibakteriellen Eigenschaften."

- **Pilzhemmende Wirkung:** Laut dem *Journal of Natural Products* besitzt ätherisches Zedernholzöl antimykotische Eigenschaften, die es wirksam gegen Pilzinfektionen machen. Ergänzend berichtet das *Journal of Medical Microbiology*, dass das Öl antimikrobielle Eigenschaften besitzt, die Schutz vor bestimmten Bakterien und Pilzen bieten.

- **Antikarzinogene Eigenschaften:** Forscher, veröffentlicht in *Biochemie Open* und *Journal of Natural Medicines,* fanden heraus, dass "Zedernholzöl eine zytotoxische Wirkung gegen Lungenkrebszellen zeigt" und potentielle Anti-Krebs-Eigenschaften besitzt.

- **Zahngesundheit:** Laut *Oral Health Care - Pediatric Research Epidemiology and Clinical Practices* kann Zedernholzöl dank seiner antiseptischen Eigenschaften bei Zahnproblemen helfen.

- **Stimmungsaufhellende Wirkung:** *Clinical Applications Of Drama Therapy berichtet*, dass Zedernholzöl in der Aromatherapie negative Emotionen lindern und eine erhebende Wirkung haben kann.

- **Umweltfreundliches Konservierungsmittel:** Forschungen im Bereich *BioResources* zeigen, dass Zedernholzöl als umweltfreundliches Mittel zur Holzkonservierung eingesetzt werden könnte.

Zedernholzöl zeigt eine beeindruckende Vielseitigkeit, die von Hautpflege und Schlafverbesserung bis hin zu emotionaler Stabilität und umweltfreundlichen Anwendungen reicht. Ein wahres Geschenk der Natur!

„Die Natur trägt immer die Farben und Düfte des Geistes."
- Ralph Waldo Emerson

Zedernholz Tipps

- **Für erholsamen Schlaf:** Verneble Zedernholzöl vor dem Zubettgehen im Aroma-Diffuser, um Schlafstörungen zu reduzieren und die Schlafqualität zu verbessern.

- **Äußerliche Anwendung:** Mische Zedernholzöl mit einem Trägeröl wie Kokos- oder Jojobaöl und massiere einen Tropfen der Mischung sanft auf die Thymusdrüse oder Stirn. Der Duft wirkt beruhigend.

- **Bei Angst und Stress:** Atme das Öl tief ein oder füge es deinem Badewasser (in Salz oder Badegel als Emulgator) hinzu, um Verspannungen zu lösen.

- **Haarpflege:** Mische ein paar Tropfen in Shampoo oder Conditioner, um Schuppen zu reduzieren und das Haarwachstum zu fördern.

- **Atemwege:** Dampfinhalation mit Zedernholzöl hilft bei Verschleimung und Husten.

- **Natürlicher Insektenschutz:** Gib einen Tropfen auf ein Taschentuch und lege es in den Kleiderschrank, um Motten fernzuhalten.

- **Meditation und Yoga:** Verneble das Öl, um eine entspannte, erdende Atmosphäre zu schaffen.

- **Hautpflege:** Trage Zedernholzöl bei Akne oder Ekzemen auf. Es schützt Wunden vor Infektionen.

- **Höchste Qualität:** Nutze hochwertiges Zedernholzöl von vertrauenswürdigen Herstellern.

- **Dosierung:** Beginne mit geringen Mengen und steigere die Anwendung allmählich, angepasst an deine Bedürfnisse.

*"Ein Teil kann nie gesund sein, es sei denn,
das Ganze ist gesund."*

- Platon

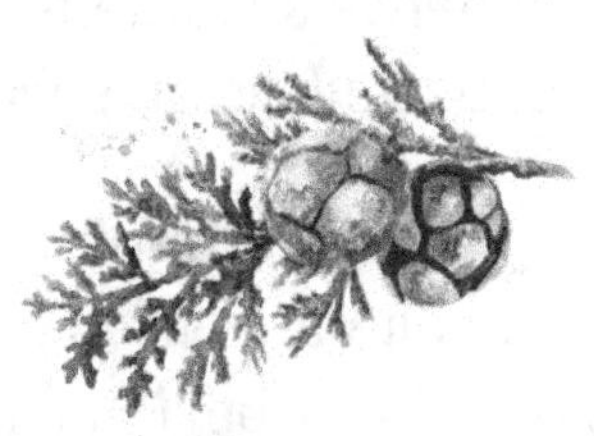

Wusstest Du?

Das "Experiment mit Zedernholzöl": Im Jahr 2014 führte ein Team von Wissenschaftlern in Japan ein Experiment in einem Altenpflegeheim durch, bei dem Zedernholzöl in die Raumluft diffundiert wurde. Das Ergebnis: verbesserte Schlafqualität und positive Auswirkungen auf den Blutdruck der Bewohner.

Der "Große amerikanische Zedernholzraub": 2007 wurde in Oregon ein Mann verhaftet, der Zedernholzöl im Wert von über 100.000 Dollar gestohlen und jahrelang auf dem Schwarzmarkt verkauft hatte.

Die "Herausforderung mit Zedernholzöl": Im Jahr 2016 initiierte die Wellness-Bloggerin Sarah Smith eine Challenge, bei der ihre Anhänger Zedernholzöl einen Monat lang täglich zu nutzen. Tausende nahmen an der Herausforderung teil und viele berichteten von besserem Schlaf, verbesserter Haut und weniger Angst.

Das "Geheimnis des Zedernholzöls": Eine Frau aus Texas behauptete 2005, dass Zedernholzöl ihre chronischen Migräneanfälle geheilt habe. Ihre Geschichte sorgte für Schlagzeilen und lenkte Aufmerksamkeit auf die gesundheitlichen Vorteile des Öls.

Das "Desaster mit Zedernholzöl": 1996 floss in Frankreich eine Ladung Zedernholzöl versehentlich in einen Fluss. Überraschenderweise förderte dies die Gesundheit der örtlichen Flora, anstatt sie zu schädigen.

Die "Offenbarung über Zedernholzöl": Im Jahr 2000 fanden Archäologen alte ägyptische Papyri, die die Verwendung von Zedernholzöl bei Mumifizierungsprozessen dokumentierten. Diese Entdeckung zeigte, dass das Öl bereits vor Tausenden von Jahren für seine konservierenden Eigenschaften geschätzt wurde.

Die Geschichte von Zedernholzöl ist so vielfältig wie seine Anwendungen – von Wissenschaft und Gesundheit bis hin zu archäologischen Offenbarungen!

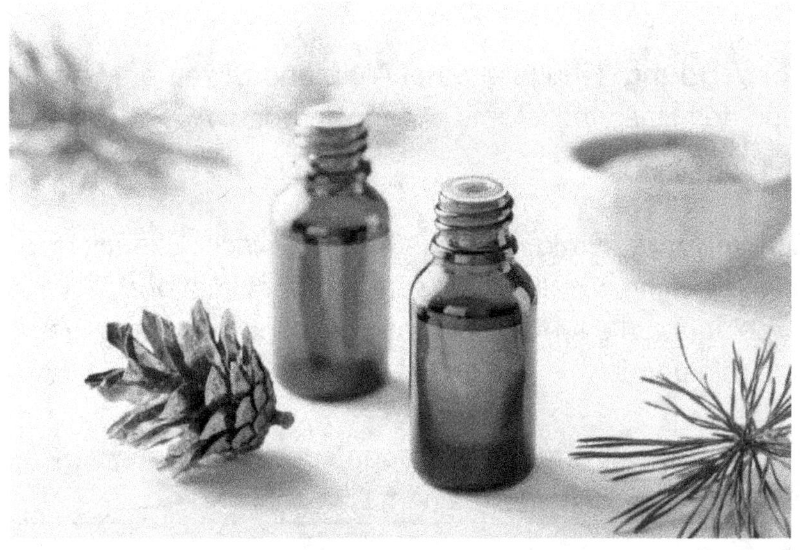

Zedernholz

Lateinischer Name: *Cedrus atlantica* (Atlas-Zeder)
Botanische Familie: *Pinaceae* (Kieferngewächse)
Standort: Nordafrika, Nordamerika
Extraktionsmethode: Wasserdampfdestillation aus dem Holz
Hauptbestandteile: Sesquiterpene (55-90 %), Sesquiterpenole (20-40 %), Sesquiterpenone (14-25 %).

Historische Nutzung: In der Antike wurde die Atlas-Zeder nicht nur als Baumaterial verwendet, sondern spielte auch in der Aromatherapie eine wichtige Rolle. Die Ägypter nutzten das Öl zur Einbalsamierung der Toten. In Tibet war es sowohl ein Heilmittel als auch ein spiritueller Duftstoff.

Medizinische Eigenschaften: Beruhigend, unterstützend für Haut und Haar (z.B. bei *Alopecia areata*), antibakteriell und lymphstimulierend, schlaffördernd

Verwendung: Hautpflege bei Akne und Ekzemen, Förderung des Haarwachstums, Arteriosklerose, ADHS, Schlafstörungen.

Duftwirkung: Erdig, holzig, süß balsamisch. Stimuliert das limbische System, das Zentrum der Emotionen, die Zirbeldrüse, die Melatonin produziert. Es wirkt beruhigend und reinigend.

Anwendung: Verdünnt auftragen oder aromatisch verwenden, zum Beispiel in einem Diffuser.

Zypresse:
Tief verwurzelt, in luftigen Höhen

*„Zedern sind die Balken unseres Hauses,
Zypressen die Wände.“*

Das Hohelied Salomons 1:17

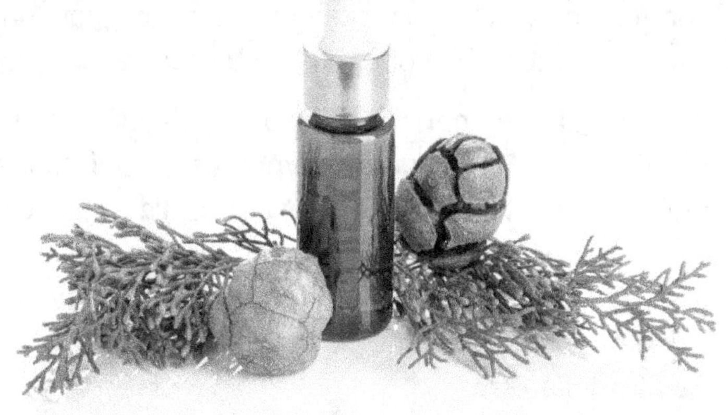

Der immergrüne Zypressenbaum, *Cupressus sempervirens*, gehört zur botanischen Familie der *Cupressaceae*. In der Bibel wird er auch fünfmal als *Gopherholz* oder *Ölbaum* erwähnt. Seine Langlebigkeit und außergewöhnliche Beständigkeit machten ihn in der Antike zu einem Symbol für Ewigkeit und Schutz.

Sein Holz war so wertvoll, dass es nicht nur für den Bau von Tempeln und Palästen, sondern auch für die Tore des Petersdoms in Rom verwendet wurde. Beeindruckend ist, dass diese Tore auch nach 1.200 Jahren keinerlei Verfall zeigen – ein bleibendes Zeugnis für die außergewöhnliche Qualität der Zypresse.

Anwendungen:

Einst: Die Zypresse wurde seit jeher als *„heiliger Baum"* verehrt und in vielen Kulturen als Symbol für Trauer, Tod und Übergänge angesehen. Im apokryphen Buch Sirah (*Ecclesiasticus*) werden die mächtigen Zypressen Libanons als Bäume beschrieben, die bis in die Wolken reichen. Mit ihren Wurzeln tief und fest im Boden verankert und dem Haupt in den Himmel erhoben bot die Zypresse Trost und seelische Unterstützung in Zeiten des Verlusts und bei Veränderungen. Sie stand für Kraft, Standfestigkeit und die Fähigkeit, das Leben aus einer höheren Perspektive zu betrachten.

In der Antike erkannte man instinktiv die Verbindung zwischen Trauer und Lunge. So wurde die Zypresse oft bei Lungenbeschwerden eingesetzt – eine Anwendung, die heute von der modernen Wissenschaft bestätigt wird. Auch ihre positiven Wirkungen auf Blutkreislauf, den Lymphfluss, das Nervensystem und die Bachspeicheldrüse machten sie zu einer geschätzten Heilpflanze.

Heute: Das Zypressenöl wird tief eingeatmet, um emotionale Lasten loszulassen und die Lebensenergie wieder in Fluss zu bringen. Ein tiefer Atemzug direkt aus dem Fläschchen, die Verwendung in einem Aroma-Diffuser oder ein wohltuendes Gesichtsdampfbad mit Zypressenöl können dabei helfen. Auch in der Hautpflege findet es dank seiner klärenden und regenerierenden Eigenschaften vielfach Anwendung.

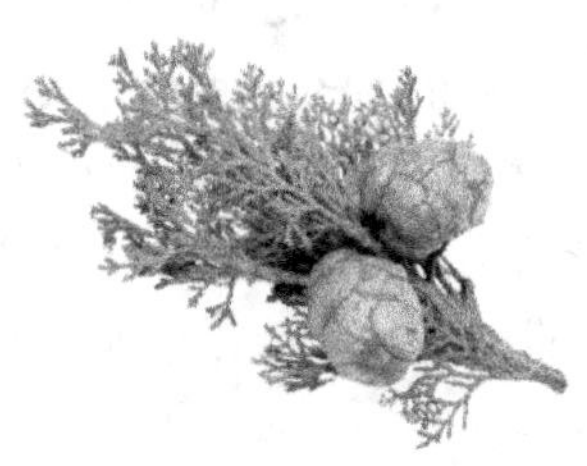

Der Zypressenbaum:
Ein Symbol der Ausdauer

Im Herzen des Libanons traf ich Elias, einen Baumexperten mit einer tiefen Liebe zu Zypressenbäumen. Eingebettet zwischen Bergen und Tälern lebte er in einem Dorf, umgeben von diesen strebsamen, majestätischen Bäumen, die scheinbar kein anderes Ziel kannten als kerzengerade gen Himmel zu wachsen.

„Zypressen wurden schon in biblischen Zeiten geschätzt", erklärte er. „Sie sind ein Sinnbild für *Standhaftigkeit und Ausdauer.* Ihre weit verzweigten Wurzeln halten sie fest in kargem Boden verankert, während sie rauen Wetterbedingungen trotzen."

Beim Spaziergang durch den Zypressenhain hob Elias einen abgebrochenen Ast auf. Behutsam schälte er die Rinde ab und ließ mich das rötlich-braune Holz darunter sehen. Dann zog er eine kleine Phiole aus seiner Tasche, öffnete sie und ließ mich daran riechen. Der Duft des Zypressenöls war erdig, holzig und leicht süßlich – ein Aroma, das Erinnerungen an meine Kindheit wachrief.

„Dieses Öl," sagte Elias, „wird seit der Antike für seine heilenden Eigenschaften hochgeschätzt. Es lindert Muskelschmerzen, unterstützt die Atemwege und hilft uns, mit emotionalen Belastungen besser umzugehen. Es gibt kaum etwas, das dieses Öl nicht bewirken kann."

Der bekannte Duft versetzte mich zurück in eine Zeit – damals, als ich noch ein Kind war – in der solche Öle wegen ihrer medizinischen Eigenschaften wertvoll und begehrt waren. Erinnerungen an meine Großmutter wurden wach. Sie hatte sich oft eine Salbe mit Zypressenöl und Eukalyptus gemischt und damit ihre Brust eingerieben, um ihre Atemnot zu lindern.

Elias bemerkte wohl, dass ich einen Zusammenhang zwischen diesen Waldriesen und dem kostbaren Duft suchte. Er lächelte wissend, als er erklärte, wie er die Äste sammelt und dampfdestilliert – ein kunstvoller Prozess, der das reine ätherische Öl aus den Pflanzenmaterialien extrahiert. „So entsteht das Zypressenöl," fügte er hinzu.

Besonders beeindruckend fand ich die Erzählung über die emotionale Wirkung: "Wenn das Öl diffundiert oder äußerlich angewendet wird," sagte Elias, „kann Zypressenöl uns helfen, Veränderungen oder Verluste im Leben besser zu bewältigen."

Es machte Sinn. Der Zypressenbaum, hochgewachsen und zielstrebig trotz aller Widrigkeiten durch Wetter und Wind, ist ein kraftvolles Symbol für unerschütterliche Standfestigkeit und Ausdauer. Und sein Öl? Es trägt dieselbe Widerstandskraft und Stärke in sich – ein treuer Begleiter in Zeiten von Trauer und Krankheit.

Als ich Elias' Haus verließ und der Duft noch auf meiner Haut verweilte, spürte ich eine überwältigende Ruhe. Es war, als hätte ich die uralte Weisheit dieser Bäume aufgenommen – ihre Botschaft von Stärke, Ausdauer und Erdung.

Eine Einladung an dich: Indem wir Zypressenöl in unsere tägliche Routine integrieren, können auch wir von der Stärke dieses Baumes profitieren.

Ob du das Öl während der Meditation vernebelst, um dich zu erden; seine beruhigenden Eigenschaften bei emotionalen Herausforderungen nutzt; oder es äußerlich zur Linderung körperlicher Beschwerden aufträgst – die Möglichkeiten sind zahlreich.

Viel könnte ich dir noch über die Kraft dieses Baumwächters erzählen, doch Worte allein reichen nicht aus. Um die transformative Wirkung von Zypressenöl zu verstehen, musst du es selbst erfahren. Ich lade dich ein, es auszuprobieren. Die nachfolgenden Anregungen zeigen dir, was du mit diesem wunderbaren Öl alles machen kannst.

Anwendungen einst und jetzt

Zypressenöl wird seit Jahrhunderten für die Eigenschaften seines widerstandsfähigen Holzes und seines aromatischen Öls geschätzt. Die medizinischen Vorzüge wurden schon von alten Zivilisationen erkannt und genutzt.

Die Griechen verwendeten Zypressenholz, um Särge für Könige zu bauen, in dem Glauben, der Duft des Holzes würde die Seele auf ihrer Reise ins Jenseits begleiten. Auch in der chinesische Kultur fand Zypressenöl Anwendung wegen seiner reinigenden Eigenschaften. Es wurde verwendet, um Blutungen zu stoppen und Wunden zu heilen.

Im alten Ägypten spielte Zypressenöl eine zentrale Rolle im Mumifizierungsprozess. Die Ägypter glaubten, dass es die Körper der Verstorbenen bewahrt und ihre Geister wie auf einer Duftbrücke ins Jenseits geleitet – und vielleicht auch zurück.

Zypressenöl und das Atmungssystem

Zypressenöl ist bekannt für seine beruhigende Wirkung auf das Atmungssystem. Es unterstützt die Bronchien und wirkt entspannend auf die Nerven, was es bei Atemwegserkrankungen wie Asthma und Bronchitis hilfreich macht. Das Öl trägt dazu bei, Schleim zu lösen und Stauungen zu lindern, wodurch die Atemwege freier werden.

Zypressenöl: Sein aromatischer Einfluss

Mit seinem frischen, holzig-erdigen und leicht süßlichen Aroma wirkt Zypressenöl belebend und erfrischend. In der Aromatherapie wird es häufig verwendet, um Freude und Leichtigkeit zu fördern.

Stell dir vor, du stehst inmitten eines majestätischen Zypressenhains und atmest die reine Luft ein – ein Gefühl von Freiheit und Verbundenheit entsteht. Sein Duft beruhigt Wut und bringt einen unruhigen Geist wieder zur Ruhe. Deshalb wird Zypressenöl gerne zur Stressbewältigung und Entspannung eingesetzt. Es ist mehr als nur ein angenehmer Duft; es ist ein Schlüssel zu ganzheitlichem Wohlbefinden.

Der Schriftsteller Henry David Thoreau sagte einmal:

"Die Natur ist voller Genialität, voller Göttlichkeit; sodass nicht eine Schneeflocke ihrer formenden Hand entkommt."

Das göttliche Wesen der Natur offenbart sich liebevoll im Zypressenöl. Nimm einen tiefen Atemzug und spüre selbst die beruhigende Kraft dieses Duftes.

Zypressenöl in der Hautpflege

Dank seiner adstringierenden Eigenschaften ist Zypressenöl eine beliebte Zutat in Hautpflegeprodukten. Es strafft die Haut und verleiht ihr ein jüngeres und gesünderes Aussehen. Besonders bei fettiger oder zu Akne neigender Haut zeigt das Öl seine reinigenden Vorzüge. Zudem fördert es die Durchblutung und kann das Erscheinungsbild von Krampfadern und Cellulite verbessern.

Zypresse: Der Baum der Beständigkeit

Der immergrüne Zypressenbaum, ursprünglich aus dem Mittelmeerraum, steht für Langlebigkeit und Widerstandskraft – manche Bäume überleben über tausend Jahre. Sein Holz wird wegen seiner Haltbarkeit und Wasserbeständigkeit geschätzt und findet Verwendung im Bau von Schiffen, Häusern und Möbeln.

Der Überlieferung nach wurde das Holz der Zypresse sogar für den Bau von Noahs Arche gewählt – ein Symbol für Schutz, Erneuerung und Ausdauer.

Wissenschaft auf der Suche nach den Ursprüngen

Das ätherische Zypressenöl, gewonnen aus dem immergrünen Baum *Cupressus sempervirens*, hat eine lange Geschichte in der traditionellen Medizin. Seine außergewöhnlichen Eigenschaften haben das Interesse der wissenschaftlichen Gemeinschaft geweckt und führten zu einer Reihe von Studien, die seine potenziellen Vorteile beleuchten.

Antimikrobielle Eigenschaften

Eine Studie stellte fest, dass Zypressenöl starke antimikrobielle Eigenschaften besitzt. Das Öl wurde gegen verschiedene Bakterien- und Pilzarten getestet und zeigte eine wirksame Hemmung ihres Wachstum. Diese Ergebnisse lassen vermuten, dass Zypressenöl als natürliches antimikrobielles Mittel zur Bekämpfung von Infektionen eingesetzt werden könnte. – *Antimikrobielle Aktivität von Cupressus sempervirens L. und Pinus pinea L. ätherischen Ölen, Journal of Medicinal Food, 2007.*

Antioxidative und entzündungshemmende Eigenschaften

Forschungen belegen, dass Zypressenöl eine starke antioxidative und entzündungshemmende Wirkung hat. Es schützt Zellen vor Schäden durch freie Radikale und kann dabei helfen, Entzündungen im Körper zu reduzieren. Dies könnte es zu einem vielversprechenden Mittel in der Prävention chronischer Erkrankungen machen. – *Cupressus sempervirens: Eine Überprüfung seiner antioxidativen, entzündungshemmenden und Ulkus hemmenden Aktivitäten, Journal of Ethnopharmacology, 2018.*

Antimykotische Eigenschaften

Eine weitere Studie zeigte, dass Zypressenöl antimykotische Eigenschaften besitzt, insbesondere gegen Aspergillus-Pilze. Diese Ergebnisse deutet darauf hin, dass das

Öl zur Behandlung von Pilzinfektionen eingesetzt werden könnte. – *Cupressus sempervirens L. und Quercus suber L. ätherische Öle als potenzielle Anti-Aspergillus-Medikamente, Journal of Medical Microbiology, 2006.*

Zypressenöl bleibt ein bemerkenswertes Beispiel dafür, wie die Wissenschaft altes Wissen aus der Bibel wiederentdeckt und uns neue Möglichkeiten bietet, die Kraft der Natur zu nutzen.

Wissenschaftliche Aussagen zum Zypressenöl

- **Emotionale Steuerung:** "In der Aromatherapie wird angenommen, dass das Einatmen des Aromas von Zypressenöl oder dessen Aufnahme durch die Haut Nachrichten an Teile des Gehirns sendet, die an der Steuerung von Emotionen beteiligt sind." - *Mayo Clinic*

- **Antibakterielle Eigenschaften:** "Die Ergebnisse zeigten, dass Zypressenöl antibakterielle Aktivität gegen *Pseudomonas aeruginosa* und *Staphylococcus aureus* besitzt." – *Journal of Microbiology Research* (2013)

- **Hautregenerierende Eigenschaften:** "*Cupressus sempervirens L.,* allgemein bekannt als Mittelmeer-Zypresse, enthält Monoterpene, die für bestimmte Hautzustände nützlich sind" – *International Journal of Molecular Sciences* (2019)

- **Kreislaufunterstützendes Mittel:** "Zypressenöl ist bekannt für seine Fähigkeit, das Blut zu harmonisieren. Es ist ein großartiges ätherisches Öl für jegliches Kreislaufproblem." - Robert Tisserand

- **Angstlösende Wirkung:** "Das Einatmen von Zypressenöl kann eine signifikante Reduzierung des Angstniveaus verursachen." – *Journal of Alternative and Complementary Medicine* (2014)

- **Beruhigende Wirkungen:** Zypressenöl enthält Verbindungen wie alpha-Pinen, die für seine beruhigende Wirkung verantwortlich sind. Der erdende Duft dieses Öls kann für Menschen mit Stress oder Angststörungen hilfreich sein.

- **Antioxidative Wirkung:** "*Cupressus sempervirens L.,* enthält Camphen, das als Antioxidans wirken kann." – *Journal of Food Science* (2008)

- **Antimikrobielle, antifungale Eigenschaften:** "Forschungen haben gezeigt, dass ätherisches Zypressenöl antimikrobielle und antifungale Wirkungen hat." - "Antimikrobielle *Aktivität von ätherischen Ölen gegen Helicobacter pylori*" *von Hua Zhang et al.*

Zypressenöl enthält chemische Verbindungen wie alpha-Pinen und delta-3-Caren, die starke antimikrobielle Eigenschaften besitzen und als wirksames Antiseptikum auch zur Wundheilung genutzt werden können.

- **Anti-Krebs-Studie:** Eine im "*Journal of Agricultural and Food Chemistry*" veröffentlichte Studie ergab, dass ätherisches Zypressenöl zytotoxische Effekte auf bestimmte Krebszellen zeigte. Dies könnte einen interessanten Ansatz für alternative Krebsbehandlungen darstellen.

- **Verbesserte Blutzirkulation:** "Es wird angenommen, dass ätherisches Zypressenöl die Blutzirkulation verbessern könnte." – *"Pharmakologische Wirkungen von ätherischen Ölen zu verschiedenen Zeiten" von Zhang Xiu-mei et al.*

Tipps zur Zypressenöl Anwendung

- **Entspannung und Ruhe:** Verwende Zypressenöl im Aroma-Diffuser, um in deinem Zuhause oder Büro eine entspannende Atmosphäre zu schaffen.

- **Für spirituelle Anhebung:** Verneble den Duft während Meditation oder Gebet, um eine ruhige Umgebung zu schaffen, die Selbstreflexion, innere Ruhe und kreative Kanäle öffnet.

- **Schlafförderung:** Zur Förderung eines erholsamen Schlafs kannst du Zypressenöl einatmen oder einreiben, zum Beispiel auf die Fußsohlen. Ein Aroma-Diffuser mit Intervallfunktion ist ideal für die Nacht.

- **Linderung von Muskelschmerzen:** Mische Zypressenöl mit einem Trägeröl wie Kokos- oder Mandelöl und massiere es auf schmerzende Stellen. Dies kann auch bei Arthritis und Muskelverspannungen helfen. Verdünne immer 1 Tropfen mit 1 Teelöffel Trägeröl.

- **Atemwegsgesundheit:** Gib einige Tropfen Zypressenöl in heißes Wasser für eine Dampfinhalation oder verneble es im Aroma-Diffuser, um die Atemwege zu befreien und Husten zu lindern.

- **Das weibliche System ausgleichend:** Nimm 1-2 Tropfen Zypressenöl auf die Handfläche, aktiviere das Öl rechtdrehend und trage es auf die linke Körperseite über die Milz und auf die Bauchspeicheldrüse auf. Für Menstruationsbeschwerden massiere das Öl im unteren Bauchbereich ein.

- **Verbesserte Blutzirkulation:** Zypressenöl regt den Blutfluss an und hilft, Wassereinlagerungen und Cellulite zu reduzieren. Verwende es verdünnt als Massageöl.

- **Bei Hautreizungen:** Sollte deine Haut auf ätherisches Zypressenöl reagieren, verdünne es großzügig mit Trägeröl, um Irritationen zu vermeiden.

- **Qualität zählt:** Wähle immer 100% reine, therapeutische Zypressenöle.

- **Für einen erfrischenden Raumspray:** Mische Zypressenöl mit Zitrusölen wie Zitrone oder Orange in einer Wasserflasche für einen belebenden Duft. Schon wenige Tropfen heben die Stimmung an einem grauen Tag.

- **Gesunde Kopfhaut und Haare:** Gib einige Tropfen Zypressenöl in dein Shampoo oder Conditioner oder einen Tropfen auf die Haarbürste, um deine Kopfhaut und Haare zu pflegen.

- **Als natürliches Deo:** Zypressenöl ist dank seines frischen Dufts und seiner antibakteriellen Eigenschaften ein effektives natürliches Deo – ideal bei übermäßigem Schwitzen. Vergiss nicht, es zu verdünnen!

- **Vermeidung:** Schwangere oder stillende Frauen sollten Zypressenöl nur nach Rücksprache mit einem Gesundheitsexperten verwenden.

Zypressenöl ist ein wahrer Alleskönner – es schenkt emotionale Unterstützung, fördert die Gesundheit und bereichert unseren Alltag auf vielfältige Weise.

Wusstest Du?

Rekordbaum Zypresse: In Florida steht der berühmte Zypressenbaum "*Der Senator*", der mit einer Höhe von 40 Metern (131.3 Fuß) zu den ältesten und größten Bäumen der Vereinigten Staaten zählt. Dieser beeindruckende Baum repräsentiert die Größe und Langlebigkeit der Zypresse, aus deren Holz das ätherische Öl gewonnen wird.

Medizinische Verwendung im Ersten Weltkrieg: Während des Ersten Weltkrieges wurde Zypressenöl wegen seiner antiseptischen Eigenschaften zur Wundbehandlung eingesetzt – ein historisches Zeugnis seines medizinischen Wertes.

Zypressenöl in der Parfümerzeugung: Die älteste bekannte Parfümfabrik wurde auf Zypern entdeckt. Dort verwendeten die Menschen bereits Zypressenöl als Inhaltsstoff für ihre Düfte. Dieser archäologische Fund verbindet Zypressenöl mit den Wurzeln der Parfümindustrie.

Regulierung ätherischer Öle: Seit 2008 gelten in der Europäischen Union strenge Vorschriften für Allergene in

Kosmetika, darunter auch Komponenten, die in ätherischen Ölen wie Zypressenöl enthalten sind. Diese Regelungen haben die Industrie für ätherische Öle in Europa nachhaltig geprägt.

Zypressenöl im Weltraum: 2015 untersuchte die NASA auf der Internationalen Raumstation ISS die Wirkung von ätherischen Ölen, darunter Zypressenöl, auf die Gesundheit und das Wohlbefinden von Astronauten. Die Studien zeigten vielversprechende Ergebnisse bei der Stress- und Angstlinderung – ein modernes Beispiel für den Nutzen uralter biblischer Öle.

Natürlicher Insektenschutzmittel: Laut einer 2013 im *Journal of Agricultural and Food Chemistry* veröffentlichten Studie wirkt Zypressenöl effektiv gegen Zecken. Diese Entdeckung könnte den Weg für umweltfreundliche Schädlingsbekämpfungsmethoden ebnen.

Rekordumsatz für ätherische Öle: Der globale Markt für ätherische Öle, einschließlich Zypressenöl, erzielte 2019 einen Rekordumsatz von 7,03 Milliarden Dollar – ein Beweis für die steigende Nachfrage und Bedeutung dieser natürlichen Schätze.

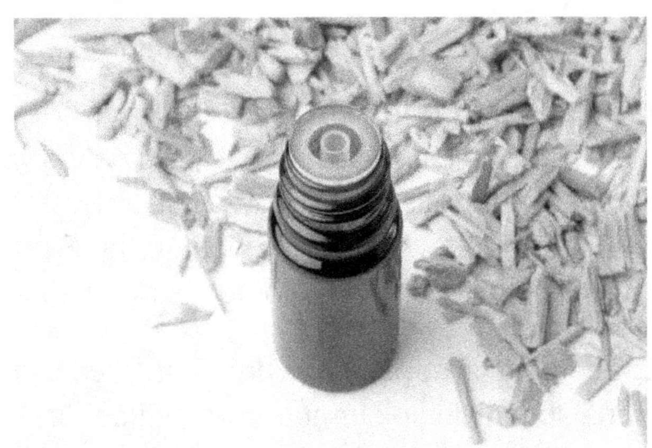

Zypresse

Lateinischer Name: *Cupressus sempervirens*

Botanische Familie: *Cupressaceae*

Standort: Mediterrane Region (Spanien), Frankreich

Extraktionsmethode: Wasserdampfdestillation aus den Zweigen

Hauptbestandteile: Monoterpene (58-95 %), Sesquiterpenole (5-15 %)

ORAC: 24.300 µTE/100g

Historische Nutzung: In der Antike als *Symbol für Leben und Unsterblichkeit* verehrt. Zypresse ist eines der bedeutendsten Öle zur Unterstützung des Kreislaufsystems.

Medizinische Eigenschaften: Unterstützt die Atemwege, wirkt beruhigend, kreislaufanregend, blutkapillaren-erweiternd, antiinfektiös, krampflösend

Verwendung: In der Aromatherapie, zur Hautpflege, bei Diabetes, Kreislaufproblemen und der unterstützenden Krebsbehandlung (Dr. Jean Valnet)

Duftwirkung: Frisch, harzig, beruhigend, stabilisierend, emotional stärkend

Anwendung: Verdünnt auftragen oder aromatisch verwenden.

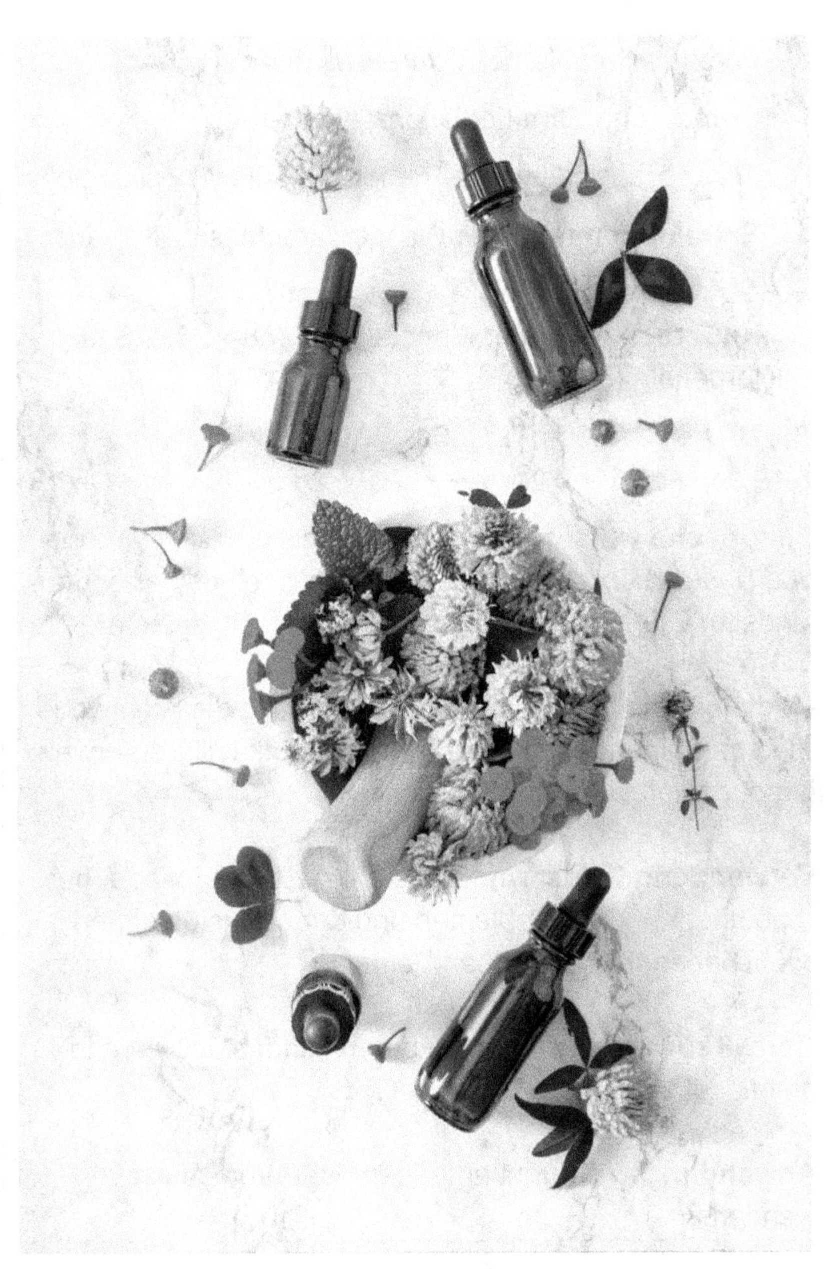

Den Schatz der Weisheit heben

In den uralten heiligen Schriften schlummern wahre Schätze der Weisheit, oft verborgen und übersehen. Doch sie rufen uns – leise, aber beständig. Es sind die himmlischen Düfte der heiligen Bibelöle, die uns den Sinn des Lebens näherbringen und uns auf unserem Weg begleiten wollen. Ätherische Öle haben die besondere Aufgabe, uns zu locken, uns zu führen und zu unterstützen, damit wir tiefer eintauchen können in den unendlichen Schatz der Weisheit. Sie öffnen unser Herz und bereiten uns vor auf die Geschenke, die der Himmel bereithält.

> Wenn heilige **Weihrauch**schwaden emporsteigen und unseren Geist in unendliche Fernen tragen,

> Wenn der Duft von **Ysop** uns hilft, unsere innersten Erinnerungen zu reinigen,

> Wenn die herbe Süße der **Rose von Sharon**, der Felsrose, die Wunden heilt, die das Leben uns geschlagen hat,

> Wenn der balsamische Duft der **Myrrhe** Liebe erweckt und tiefer Frieden das wilde Rauschen unserer Gedanken zum Schweigen bringt …

… dann erhebt sich das Herz, leicht wie eine Feder, himmelwärts, um mit der Ewigkeit eins zu werden. Die ätherischen Öle der Bibel sind ein wahrhaft himmlisches Geschenk für unsere Zeit – sie reinigen, sie heilen und schenken uns Glück.

Und so wünsche ich dir mit dem lockenden Duft der Bibelöle neue Erkenntnisse, tiefere Einsichten und die Herzensfreude, den Schatz des Lebens gefunden zu haben – für Gesundheit, für Frieden und für Freude.

ANHANG

Bezugsquellen:

Die Bibelöle:
www.secretsofnature.org/bibeloele

GRATIS Video/Audio/eBook Download: Die Bibelöle
www.mariaschasteen.com/zur-aromatherapie-meisterklasse
GRATIS Kurs mit **Rabattcode:** *Bibeloele-SA00*

Weitere Bezugsquellen:
www.secretsofnature.org/bezugsquellen

Bücherliste:

- Heilende Öle der Bibel, Dr. David Stewart & Holger Grimme, 2008, Inspire International
- Weihrauch, das älteste Heilmittel der Welt, Maria L. Schasteen, 2019, Crotona Verlag
- Meine Bücherliste: www.mariaschasteen.com

Lexikon der Ätherischen Öle:

Duftmedizin auf Knopfdruck - Antwort auf all deine Fragen zu ätherischen Ölen: www.secretsofnature.org

Die Richtlinien zur sichern Anwendung ätherischer Öle

Wissenschaftliche Studien

Über die Autorin

Richtlinien zur <u>sicheren</u> Anwendung ätherischer Öle

Ätherische Öle und die Haut

Bei der Verwendung ätherischer Öle sollte immer eine Flasche mit reinem Pflanzenöl griffbereit sein. Bei Hautirritationen können somit sofort die ätherischen Öle mit Pflanzenöl verdünnt und gemildert werden. Im Notfall verwendet man Speiseöl aus der Küche.

Es genügen 1-2 Tropfen eines ätherischen Öls für eine Anwendung. Je mehr es verdünnt wird, desto milder und für die empfindliche Haut verträglicher ist es. Man vermeidet das direkte Auftragen sogenannter 'heißer' Öle wie Oregano, Zimt und Nelke auf der Haut oder verdünnt diese Öle besonders stark.

Richtlinien zur Verdünnung ätherischer Öle für Babys, Kinder und empfindliche Personen			
Milliliter		**Esslöffel**	
0,5%	3 Tropfen ÄÖ per 30 ml Pflanzenöl	0,5%	1 ½ Tropfen ÄÖ per EL Pflanzenöl
1%	6 Tropfen ÄÖ per 30 ml Pflanzenöl	1%	3 Tropfen ÄÖ per EL Pflanzenöl

Wie bekommt man ½ Tropfen ätherisches Öl? Man steckt einen Zahnstocher in das Ölfläschchen und rührt ihn in das reine Pflanzenöl oder in Speisen ein.

Augen und Ohren schützen

Man vermeidet den Kontakt mit Augen oder empfindlichen Hautstellen. Wenn ein ätherisches Öl in die Augen gelangt, sollte es nicht mit Wasser, sondern mit reinem Pflanzenöl behandelt werden. Ätherische Öle werden nicht direkt in den Ohrkanal gegeben.

Auf Allergieanfälligkeit testen

Bei Neigung zu allergischen Reaktionen sollte man immer zuerst eine geringe Menge eines ätherischen Öls an der Innenseite des Unterarmes oder in der Armbeuge austesten, bevor die Öle auf andere Körperstellen großflächig aufgetragen werden.

Die sicherste Anwendung: Fußsohlen

Die Fußsohlen sind eine der sichersten und effektivsten Körperstellen, an denen Öle aufgetragen werden können. Wenn man nicht weiß, wo ein ätherisches Öl angewandt werden soll, dann bieten sich immer die Fußsohlen an. Das Öl, auf die Fußsohlen aufgetragen, geht direkt über die Blutbahn zu der Stelle im Körper, wo es gebraucht wird.

Direkte Sonnenbestrahlung und Zitrusöle

Zitrone, Bergamotte, Limette und andere Zitrusöle können eine Hautreaktion oder Pigmentierung hervorrufen, wenn die Haut nach dem Auftragen dieser ätherischen Öle dem Sonnenlicht oder UV-Bestrahlung ausgesetzt wird. Daher sollte man die Haut mindestens 24 Stunden lang nach dem Auftragen eines Zitrusöls vor direkter Bestrahlung schützen. Um Zitrusöle dennoch zu nützen, könnte man sie auf die Fußsohlen auftragen.

Photosensitive ätherische Öle:		
Angelika	Bergamotte	Bitterorange
Grapefruit	Limette	Zitrone
Petitgrain	Raute	Kümmel

Kinder und ätherische Öle

Man bewahrt ätherische Öle außerhalb der Reichweite von Kindern auf. Obwohl und weil Kinder ätherische Öle lieben, sollten wir bei der Anwendung besondere Aufmerksamkeit walten lassen. Für Kinder sollten ätherische Öle immer mit reinem Pflanzenöl stark verdünnt werden. Öle, die einen hohen Mentholgehalt aufweisen, wie etwa Pfefferminze, dürfen bei Kindern unter sieben Jahren nicht im Halsbereich angewendet werden, damit es nicht zu Atemnot kommt. Besonders milde Öle für Kinder sind **Teebaum** und **Elemi**. **Mandarine** ist ein Öl, das Kinder absolut lieben.

In der Schwangerschaft

Frauen, die ätherische Öle gerade erst kennenlernen, sollten während der Schwangerschaft <u>keine</u> Experimente mit ätherischen Öle machen. **Ätherische Öle wirken mitunter stark reinigend, eine Eigenschaft, die man während einer Schwangerschaft nicht unbedingt wünscht.** Außerdem besitzen sie eine hormonähnliche Wirkung, wie unter anderem Muskatellersalbei, Salbei, Rainfarn, Wacholder und Fenchel. **In der Schwangerschaft sollte man prinzipiell immer vor der Anwendung ätherischer Öle mit dem behandelnden Arzt sprechen.**

Körperliche Beschwerden

Bei Krampfanfällen, Epilepsie und hohem Blutdruck sollte man vor der Anwendung ätherischer Öle immer mit dem behandelnden Arzt sprechen. Ysop, Fenchel, Rainfarn oder Salbei sollten dann **nicht** verwendet werden.

Ein Emulgator für ätherische Öl

Ätherische Öle sollten nicht unverdünnt direkt ins Badewasser gegeben, sondern immer vorher mit einem natürlichen Badegel, mit Salz, Honig oder Sahne zum Emulgieren vermischt und so verwendet werden. Dabei setzt man das ätherische Öl erst kurz vor dem Baden dem Badewasser zu, damit durch die Wärme das ätherische Öl seine volle Wirkung entfalten kann und nicht vorzeitig verdampft. Das Emulgieren ist deshalb notwendig, weil sich die ätherischen Öle mit Wasser nicht verbinden und deshalb an der Oberfläche schwimmen.

Ätherische Öle und unsere Haustiere

Mensch, Tier und Pflanze sind „aus demselben Stoff" gemacht. Daher profitieren auch Haustiere von ätherischen Ölen. Weil Tiere einen viel ausgeprägteren Geruchssinn haben, müssen ätherische Öle je nach Größe des Tieres extrem stark verdünnt werden. Synthetisches Teebaumöl kann für Katzen tödlich sein. Daher achtet man unbedingt auf die Qualität der verwendeten Öle.

Aufbewahrung ätherischer Öle

Die Öle sollten immer fest verschlossen und lichtgeschützt in dunklen Glasfläschchen bei Zimmertemperatur aufbewahrt werden. So können ätherische Öle ihre Kraft über viele Jahre bewahren. Wurde ein Ölfläschchen einmal im heißen Auto vergessen, sollte es nicht geöffnet werden. Die kostbaren

Lebensessenzen würden sich dadurch verflüchtigen. Man lässt es vor dem Öffnen auf Raumtemperatur abkühlen.

Während dampfdestillierte Öle nahezu unbegrenzt haltbar sind, haben Ölmischungen mit einem Pflanzenölanteil eine kürzere Lebensdauer, obwohl die ätherischen Öle die Lebensdauer des Pflanzenöls stark verlängern. Kalt-gepresste Zitrusöle sind nach dem Öffnen des Fläschchens etwa ein Jahr lang haltbar und werden dann ranzig.

Wichtig ist die Qualität ätherischer Öle

ACHTUNG: Es gibt viele ätherische Öle am Markt. Manche sind gesundheitsschädigend, weil sie mit synthetischen Zusätzen verfälscht oder gar 100% synthetisch hergestellt werden. Manche sind wohlmeinend destilliert, Firmen operieren aber ohne den wissenschaftlichen Hintergrund und die notwendigen Analysen, die chemische Rückstände im fertigen Öl aufdecken würden. Daher sind diese ätherischen Öle für den bewussten Öle-Anwender wertlos. Suche nach ätherischen Ölen, die **nach therapeutischem Standard** hergestellt und die **„Natur pur"** sind! Im Zweifelsfall frage nach.

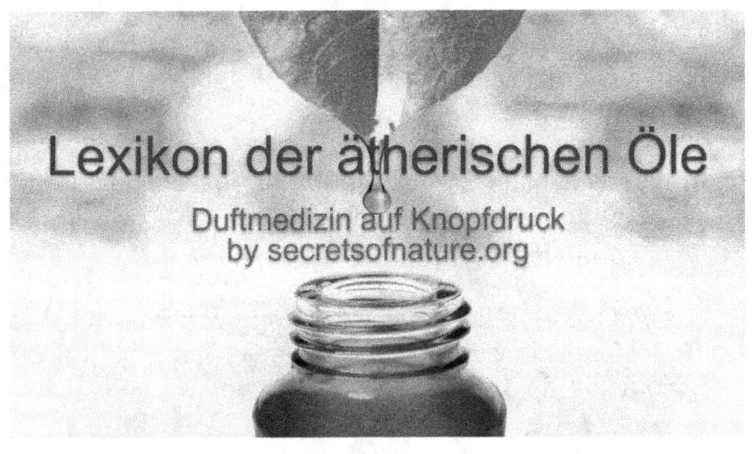

WISSENSCHAFTLICHE STUDIEN

In der US-Medizinischen Datenbank www.pubmed.gov findest du unzählige wissenschaftliche Studien über ätherische Öle zum Selbststudium. Aus der Fülle des Studienmaterials stelle ich exemplarisch einige vor:

- Ooi LS et al. (2006). Antimikrobielle Aktivitäten von Zimtöl. Amerikanische Zeitschrift für chinesische Medizin 34(03), 511-522.

- Chang ST and Chen PF (2000). Antibakterielle Aktivität von ätherischen Ölen. Zeitschrift für Ethnopharmakologie 77(1), 123-127.

- Shen Y et al. (2012). Zimtaldehyd bei Diabetes: Eine Übersicht über Pharmakologie und Sicherheit. Pharmakologische Forschung 76, 17-29.

- Inouye, S et al. (2001). Ätherische Öle und ihre Hauptbestandteile: Antibakterielle Aktivität gegen Atemwegspathogene.

- Sheng, X et al. (2008). Insulinresistenz und Lipidstoffwechsel verbessern durch Zimtextrakt.

- Ali, B et al. (2015). Ätherische Öle in der Aromatherapie: Eine systematische Überprüfung. Asian Pacific Journal of Tropical Biomedicine, 5(8), 601-611.

- Prabuseenivasan S et al. (2006). In-vitro antibakterielle Aktivität einiger pflanzlicher ätherischer Öle. BMC Complementary and Alternative Medicine, 6(1), 1-8.

- Ustun, O et al. (2006). Die Bewertung von Pflanzen aus der Türkei für die in vivo Wundheilungsaktivität. Pharmaceutical Biology, 44(3), 183-191.

- Sienkiewicz, M et al. (2013). Das Potenzial der Verwendung von Basilikum- und Rosmarinölen als wirksame antibakterielle Mittel. Moleküle, 18(8), 9334-9351.

- Santos, F.A. und Rao, V.S. (2000). Entzündungshemmende und analgetische Wirkungen von 1,8-Cineol, einem Terpenoidoxid, das in vielen Pflanzenölen vorkommt. Phytotherapie-Forschung: Eine internationale Zeitschrift zur pharmakologischen und toxikologischen Bewertung natürlicher Produktderivate, 14(4), 240-244.

- Moussaieff, A et at. (2008). Incensoleacetat, eine Weihrauchkomponente wirkt psychoaktiv durch die Aktivierung von TRPV3-Kanälen im Gehirn. The FASEB Journal 22(8), 3024-3034.

- Suhail M et al. (2011). *Boswellia sacra* ätherisches Öl induziert tumorspezifische Apoptose und unterdrückt Tumoraggressivität in kultivierten menschlichen Brustkrebszellen. BMC Komplementäre und Choice Medizin 11(1), 1-14.

- Ammon H.P. (2010). Modulation des Immunsystems durch *Boswellia serrata* Extrakte und Boswellia-Säuren. Phytomedicine 17(11), 862-867.

- Vladimir-Knežević, S et al. (2014). Antivirale Aktivität des Extrakts von *Hyssopus officinalis* gegen Herpes-simplex-Virus Typ 1. Acta Pharmaceutica, 64(3), 311-321.

- Kowalczyk, A et al. (2017). Antimikrobielle Aktivität des ätherischen Öls von *Hyssopus officinalis L.* gegen Krankenhausstämme gramnegativer Bakterien. Herba Polonica, 63(1), 36-45.

- Vissiennon, Z et al. (2012) Anxiolytische Wirkung des ätherischen Öls von *Hyssopus officinalis L.*. Planta Medica 78(14):1549–1555.

- Lillehei, A. S., und Halcon, L. L. (2014). Eine systematische Übersicht über die Wirkung von inhalierten ätherischen Ölen auf den Schlaf. The Journal of Alternative and Complementary Medicine, 20(6), 441-451.

- Orchard, A., und van Vuuren, S. (2017). Gewerbliche Ätherische Öle als potenzielle antimikrobielle Stoffe zur Behandlung von Hautkrankheiten. Evidence-Based Complementary and Alternative Medicine, 2017.

- Hay, I.C., Jamieson, M., und Ormerod, A.D. (1998). Randomisierte Studie zur Aromatherapie: Erfolgreiche Behandlung für Alopecia areata. Archives of Dermatology, 134(11), 1349-1352.

- Sienkiewicz, M et al. (2012). Die antimikrobielle Aktivität von Thymian ätherischem Öl gegen mehrfach resistente klinische bakterielle Stämme. Mikrobieller Medikamentenwiderstand, 18(2), 137-148.

- Sienkiewicz, M et al. (2011). Die antimikrobielle Aktivität von Lavendel ätherischem Öl (*Lavandula angustifolia*) und sein Einfluss auf den Produktionsprozess von Waschmitteln. Inżynieria i Aparatura Chemiczna, 50(3), 44-45.

- Sienkiewicz, M et al. (2012). Der Effekt des Muskatellersalbeiöls auf Staphylokokken verantwortlich für Wundinfektionen. Postępy Dermatologii i Alergologii ,29(2),81

- Shahbazi Y. (2016). Chemische Zusammensetzung und in vitro antibakterielle Aktivität des ätherischen Öls von *Myrtus communis L* gegen klinische Stämme von Escherichia coli. Journal of Food Science and Technology , 53(2), 1108-1115.

ÜBER DIE AUTORIN

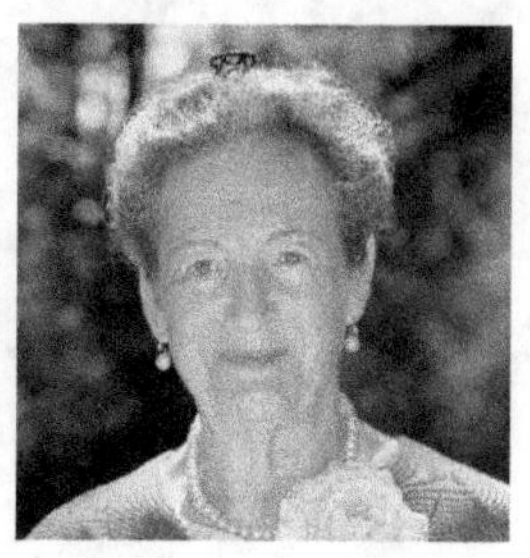

Maria L. Schasteen ist ärztlich geprüfte Aromapraktikerin und schaut auf eine über 25-jährige Erfahrung mit ätherischen Ölen zurück. Sie ist Gründerin der Firma Secrets of Nature.org und Autorin der Bestseller Buchserie „Duftmedizin". Ihre Werke stellen einen bedeutenden Meilenstein im Verständnis und der Anwendung von ätherischen Ölen dar. Diese Bücher sind nicht nur Sammlungen von Informationen; sie sind ein umfassender Leitfaden, der die Art und Weise, wie Menschen ätherische Öle wahrnehmen und verwenden, revolutioniert hat.

Mit dem vorliegenden Buch *"Biblische Aromatherapie"* nimmt Maria die Leser mit auf eine faszinierende Reise zu den in den biblischen Texten erwähnten heiligen Ölen. Dieses Buch handelt nicht nur von Wellness; es verbindet auf wunderbare Weise Spiritualität mit Gesundheit und bietet den Lesern einen bezaubernden Mix, der über traditionelle Wellness-Literatur hinausgeht.

Marias Liebe zur Aromatherapie geht über das Schreiben hinaus. Sie setzt sich aktiv dafür ein, dass sie in das tägliche Leben integriert wird, um Gleichgewicht und Wohlbefinden zu finden. Ihre Arbeit spiegelt ihr unerschütterliches Vertrauen in das Wunder der Heilkraft der Natur wider.

Entdecke die duftende Welt mit Maria L. Schasteen:

www.mariaschasteen.com
www.secretsofnature.org

BÜCHER DER AUTORIN

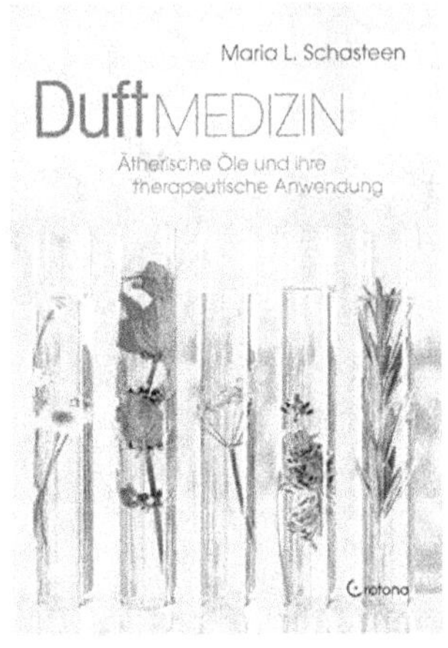

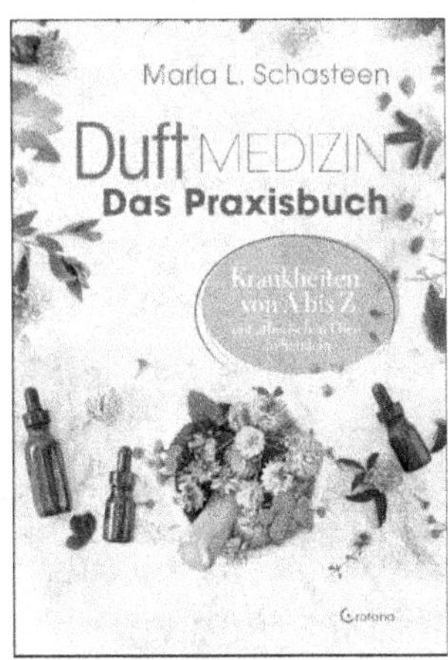

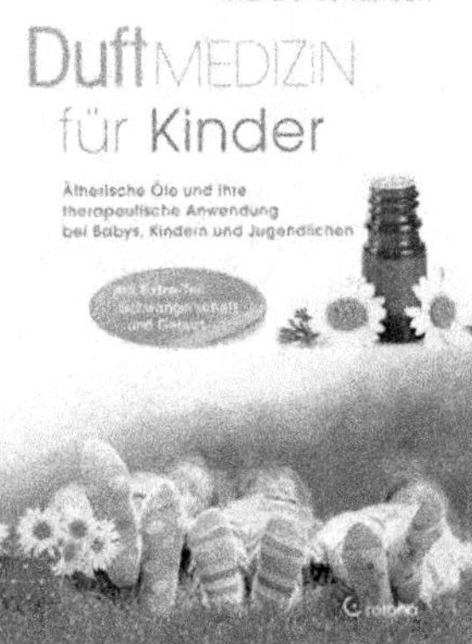

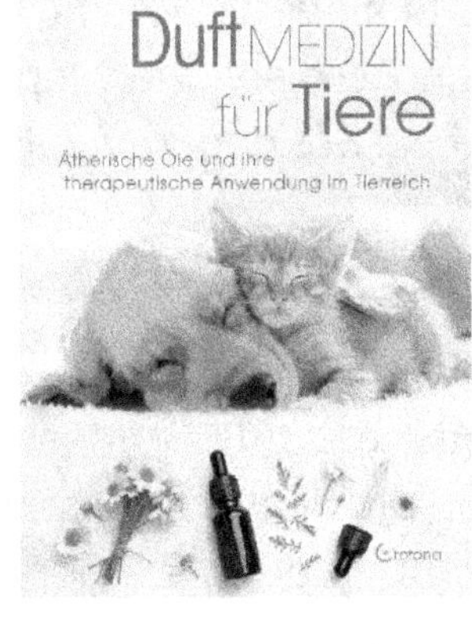

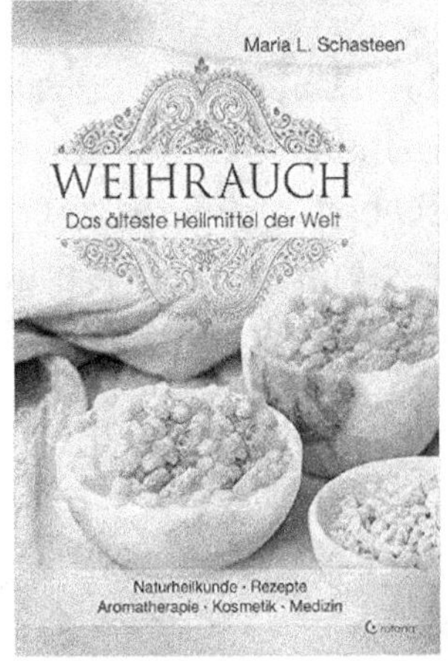

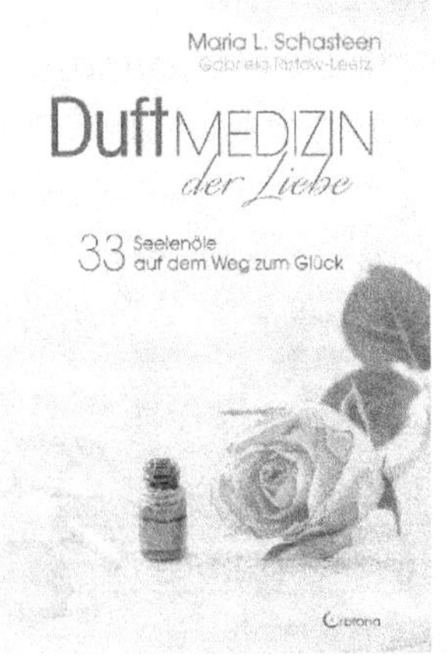

Duftmedizin – Ätherische Öle und ihre therapeutische Anwendung

Duftmedizin für Kinder – Ätherische Öle und ihre therapeutische Anwendung bei Babys, Kindern und Jugendlichen

Duftmedizin für Tiere – Ätherische Öle und ihre therapeutische Anwendung im Tierreich

Weihrauch, das älteste Heilmittel der Welt

Duftmedizin der Liebe – 33 „Seelenöle" auf dem Weg zum Glück und unzählige weitere Bücher

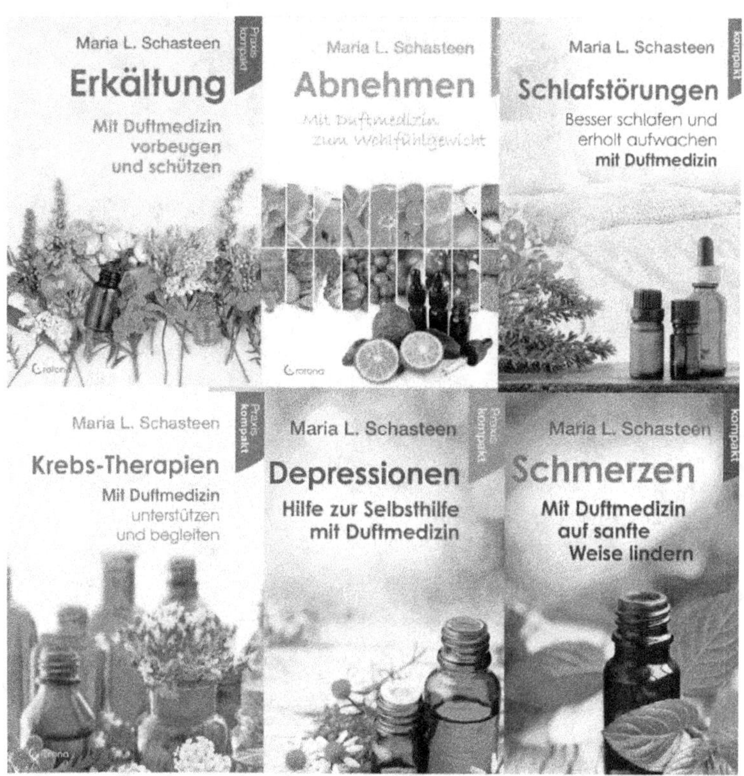

www.mariaschasteen.com